U0119301

人體使用手冊【實踐版】

User's Manual for the Human Body

啟動自癒，排除垃圾，終結難纏的慢性病

吳清忠 —— 著

新版序

迎向中醫科學化的未來

開發中醫科學化所需要的儀器和系統是我多年來的夢想，直到二〇一五年，總算有了初步的成效。經過幾個月大量臨床應用的累積，使我們對於儀器應用有了更深入的理解，做了一些調整。因此，必須對我的第三本書做較大幅度的修正，補充新的資訊，重新整編出版。

這本書的內容主要有兩個部分：第一部分是分享讀者近幾年在養生方面的心得；第二個部分則是介紹我們近年來在中醫科學化方面努力的進展。

◆──養生心得

一個親友得了乾癬，當在醫院裡聽到醫生說：「這個病是不會好的。」這位親友心情掉到谷底，總想為什麼自己這麼倒楣得這種病。我想大多數人乍聽到自己得了現代醫學沒有能力克服的疾病，都是這種感覺。面對這些疾病也不知該怎麼辦？總希望藥廠能趕快發明吃一粒就能把病完全消除的藥。

藥廠依著人們的這種想法和希望來開發新藥，但是這種新藥並沒有出現，多數慢性病仍然缺乏治療藥物。實際上這種藥不可能被發展出來，因為身體不是缺少某種化學成分才生病，補充某種化學成分自然也治不了病。生病很可能是一個人的行為中某個錯誤行為長期積累的結果。吃藥只是補充了某種化學元素，並沒有從原因下手，必然不會有好的結果。

我利用調整生活習慣加上適當的經絡按摩手段，花了一年多的時間，最終打破了醫生的預言：「這個病是不會好的。」在本書中以案例說明慢性病是自己錯誤的生活習慣所創造出來的結果，調理時主要在終止那些會創造疾病的行為，再利用經絡按摩把過去行為留在體內的垃圾清除，病就痊癒了。過程中不需要用藥，都是病人在家自己就能做的調理手段。

錯誤生活習慣創造出來的慢性病，只有從調整生活習慣著手才有機會痊癒。是這本書希望傳達給讀者最重要的概念。依據這個概念，慢性病的痊癒只有病人自己努力才做得到。即使是最優秀的醫生，最多也只能協助病人分析病因，找出調理的方向。

◆── 中醫科學化的進展

長期以來，西方的整合療法和另類療法（Complementary & Alternative Medicine，簡稱CAM）為人詬病和質疑的是缺乏科學證據。上個世紀末，這個領域的從業人員非常努力於建立證據基礎，也就是發展各種檢測和驗證工具。他們成立了證據基礎整合及另類療法的學會（EBCAM, Evidence Based Complementary & Alternative Medicine），期待在建立足夠的證據基礎之後，能逐漸在慢性病醫學界中占一席之地。

中醫和CAM有類似的困境，未來想在慢性病醫學界占有一席之地，仿傚CAM的做法是非常必要和可行的方向。也就是朝向EBTCM（Evidence Based Traditional Chinese Medicine）發展，建立具有證據基礎的傳統中醫檢測和治療技術，個人認為這是中醫科學化最重要的目標。

現代中醫的應用環境和古代有很大的不同。古代中醫是中國唯一的醫療技術，它必須擔負各種各樣身體損傷的檢查和治療。時至今日，中醫已不再是唯一的醫療技術，現代西方醫學在許多領域中都有非常進步的發展，例如細菌性傳染病、外科手術、骨科、牙科、藥物中毒等。

慢性病的調理和治療，是現代醫學的弱項，也是中醫有機會發展的領域。因此，將

EBTCM的發展限定在慢性病調養，會使得學習簡單許多。例如，發展儀器替代脈診時，就先把慢性病以外的診斷方法去除，只追求能改善慢性病的部分。

睡眠是現代慢性病關鍵性的因素。只要有良好的睡眠，許多慢性病都有不藥而癒的機會；反之，失眠則可能導致多種慢性病。自律神經失調的檢測是現代醫學診斷失眠最主要方法之一，此方法近似於中醫診斷經絡失衡的檢測。但西醫診斷的自律神經失調，只能籠統知道身體失衡了，卻無法從中判斷問題的根源所在。

經絡失衡的檢測是經絡儀最基本的功能，而限縮在慢性病領域的經絡檢測，判讀檢測結果更為簡單。每一次量測都可以直接顯現經絡失調的細部狀況，清楚標示出造成失衡的主要臟腑，然後根據檢測結果，擬定當天的治療方法或調理策略。

氣場束是我和中央研究院陳建德院士共同開發的產品。利用自然界特殊的礦石創造出近似氣功師發出的氣場，將之聚集成束狀，可以直接從人體的穴位將氣場輸入。而將氣場束與經絡儀結合，構成一套全新的經絡療法，則是在儀器研究中比較重要的突破。

歷經幾個月的試用和調整，效果有很大的改善。初期多數使用者在調理後沒有明顯感覺，經過調整用法之後，近期大多數使用者在調理後都有非常明顯的感覺，最常聽到的一句評語是「好輕鬆，好舒服」。

由於氣場束可以在一個小時內迅速改變臟腑的平衡狀況，隨後即進行調理後的檢測，做調理前後的比對。氣場束輸入的能量，近似人體內部本具有的能量，可以促使人體自癒機制更積極進行器官損傷的修復。而這些人體內部的行為，都能透過經絡儀的檢測進行觀察，使之成為一種和人體內部自癒機制銜接的調養手段。

期待這本書能帶給讀者更清晰的養生概念，以及更實用的養生方法。

吳清忠

2016/1/15

Part 1 觀念篇・人體使用新思考

重新假設，求出病因，才能真正消除疾病。而與身體內部自癒機制緊密銜接的養生體系，才是最有效率的養生手段。

Part 2

實例篇・不同角度探病因

藉由人體自癒能力，實際調理常見慢性病，發現不需使用藥物，只要改變生活作息，耐心調理，就有機會使疾病痊癒。

Part 3

按摩篇・提高自癒能力的簡易按摩法

背部積存人體排泄的廢物，影響身體與心理健康，每天按摩推背十分鐘，疏通膀胱經，可消除肥胖、改變體型，並預防慢性病的產生。

Part 4

儀器篇・傳統醫學結合科技創造新健康體系

運用經絡儀檢測經絡失衡狀態，並結合氣場束，輸入近似人體內部本具有的能量，促使人體自癒機制更積極修復損傷器官。

附錄

讀者問答

慢性病的問題往往極為類似，看看別人的問題，或許也是自己的疑問，在此節錄作者與讀者在網路上的互動問答，提供大家做為調理身體的參考。

Part

1

觀念篇

人體使用新思考

chapter 01

換一種思考方式看醫學與疾病

英國哲學家伯特蘭．羅素（Bertrand Arthur William Russell），曾經就神學、哲學和科學做了簡單的定義。

神學：一切涉及超乎確切知識之外的教條。

科學：已經被普世接受或認證的知識。

哲學：介於神學和科學之間的東西。

依照這些定義來看現代醫學，大概只有解剖學、外科醫學、細菌性傳染病這幾個領域可以歸類於科學。慢性病醫學和病毒性疾病，目前不但沒有確切的解決方案，甚至連其成因都無法確定，只能被歸類於神學或哲學。近年來逐漸成長的身心靈醫學，在現代醫學強調「眼見為真」的邏輯下，也許必須在物理學技術可以直接驗證靈魂的存在後，才能進入科學領域，現階段只能歸類於哲學或神學之中。前幾年大陸有些人把中醫稱為

「偽科學」，也許應稱為哲學會比較合適。然而不只中醫還在哲學層次，現代醫學對於慢性病的理解，同樣也停留在哲學的層次。

◆ 慢性病的哲學思考

慢性病醫學之所以無法被稱為科學，主要是目前人類還沒有理解身體完整的運行邏輯，特別是人體自癒機制的運行邏輯。只有在人類完全理解身體的各種運行邏輯，也具備了各種慢性病的痊癒方案時，慢性病醫學才能真正被稱之為科學。

因此，每當面對難解的慢性病時，我總是從哲學層次開始思考，找出解決的方案。首先需要思考的問題是：「身體是很容易出錯」？還是「身體非常不容易出錯」？這是一個哲學層次的假設，選擇不同的假設，會發展出完全不同的應對方案，其結果自然也會完全不同。

現代醫學把大多數的身體異常都歸類為身體出錯了，這是建立在「身體是很容易出錯」的假設基礎下所做的疾病定義。在本書的後續章節中，我分享了改善乾癬的一個案例，在此就先以乾癬來說明不同哲學思考假設下所發展的不同解決方案。

依照現代醫學對於乾癬的定義，認為皮膚不斷有皮屑脫落，是表皮細胞異常快速增生所造成的結果，而細胞快速增生是身體的控制上出了問題，也就是身體出錯了。

但若換成另一個假設來思考這個疾病，假設「身體是不容易出錯的」，表皮細胞快速增生並不是身體出了錯，而是身體為了達到某種目的，故意促使皮膚細胞快速增生，以解決身體內部的某一個問題。

皮膚快速增生的結果，造成皮屑產生並不斷的脫落，也許身體就是透過這種方法，排除一些受限於某種身體內部狀況而無法排除的垃圾。也就是說，可能身體皮下正常運送垃圾的通道堵住了，或身體累積了過多有毒垃圾，超過身體負荷的極限，不得不從皮膚用異常的方法排除。有毒物質從皮膚排除後，可以避免通過肝腎等主要器官，降低這些器官因毒素污染而損傷的可能性。相較於通過血液系統運送有毒物質，從皮膚排除是比較安全的通道。

從這種思考邏輯所發展出來的解決方案，並不是一味地設法終止皮屑脫落的表象，而是一方面檢討生活中是不是有什麼毒素持續侵入身體，全面禁絕這種可能性，減少污染垃圾的產生；另一方面積極疏通皮下原有的體液通道（身體的垃圾運輸通道），使正常通道保持暢通，異常通道自然就沒有必要存在了。

我循著這種思考方向發展出全新的調理方案，最後終於克服了乾癬這個難纏的慢性病。所發展出來的痊癒方案完全不需要藥物，重點在找出生活中可能造成疾病的原因，改變行為並去除這些原因，再加上適當的物理按摩，促使身體內部的運輸系統能更順暢的運行。這個方案並不難，病人自己在家就可以做。（詳細說明請見第56頁〈惱人乾癬，不藥而癒〉）

◆—重新假設，求出病因，才能真正消除疾病

隨後我用相同的思考邏輯，發展出其他幾種慢性病的解決方案，都是回到最原始的哲學層次思考問題，先改變原有哲學層次的假設，重新定義疾病，找出可能的成因。原因找到了，調理的方案自然浮現，這是以消除疾病**原因**為目標的做法。相對的，現代醫學建立在「身體出錯」的假設基礎上，發展出來的治病方案，則多數以消除疾病**表象**為目標。

比較嚴重的問題是，大多數醫生都認為現代醫學已經達到了科學層次，把許多假設當成不可質疑的真理，從來不考慮回到哲學層次重新修正原有的假設，永遠停留在錯誤的假設基礎上。

中醫診斷疾病時，可以從氣血、臟腑理論、五行理論等多種邏輯進行推理，找出疾病的根源。但是在進行這些推理之前，應該先分清楚身體的異常是身體出錯了？還是身

體正在做某件事所造成的異常？然後再決定治療方向，是要把症狀消除，盡快糾正身體的錯誤？還是幫助身體完成必要的工作？

當我們換一種思考角度，可以推敲出不同的病因，對症發展解決方案，才能從根本治癒疾病。

chapter 02

啟動人體自癒機制是最有效的養生方式

我出第一本書的時候，許多朋友很好奇我為什麼用「使用手冊」這麼奇怪的書名來談養生。這是因為我過去在電腦業擔任產品開發工程師，每次完成一個產品，總是需要寫使用手冊，而我第一次看《黃帝內經》時，很驚訝這本中醫最古老的經典著作結構居然和我熟悉的使用手冊非常相像。

通常電腦使用手冊會說明系統應該在什麼樣的環境中使用，包括系統內部的主要結構、使用方法和維修。《黃帝內經》起始的章節，先說明了人體的生活環境，接著描述人體的系統，然後闡明人應該如何因應環境而生活，如果違反了這些生活的規律，人就會生病。最後再用很大的篇幅談生病後應如何診斷和治療。這些內容和電腦使用手冊並沒有太大的差別。

電腦使用手冊通常是由系統設計工程師所撰寫；《黃帝內經》的結構和內容，雖然很難讓人相信是人體設計者所寫的，但至少是從設計者的角度觀察人體後所寫出來的。若從這個觀點來檢視現代醫學，現代醫學是從解剖學、疾病的表面症狀，以眼見為真的邏輯，透過無數的觀察和研究所建立，可以說是從使用者角度觀察人體所建立起來的體系。由於觀察人體的視角不同，自然發展出完全不同結構的系統和方法。

◆——人體內有各種待啟動的「防毒軟體」

因為設計工程師的背景，使我習慣於從產品設計者的視角觀察各種事物，包括人體在內。每當我生病面對疾病時，第一個念頭總是：如果這個身體是我設計的，我應該如何設計最理想？而平凡如我所能想到的解決方案，相信全能的上帝必定比我做得更好。深入觀察人體這麼多年，我發現人體的設計極為完美，人體內部蘊藏的技術能量，遠遠超出人類現有的科學技術水平。

當我們在設計一部電腦時，一定要考慮維修的問題，因此會在機器上留下維修時可以拆卸的螺絲。近年來在電腦裡還增加了自我檢查及自動修復硬碟的功能。這些被精心設計的電腦，其使用期限最多也不過五年。相較於電腦，人體的使用期限長得多，而且原始的世界沒有醫院，不存在維修人體的機構。所以，**若要讓人體能在世上存活數十**

年，一定要在人體內部安排強大的自我維修功能，甚至必要時可以自行更換老舊及耗損的零件。

然而，現代醫學對於人體這種自動修復能力的研究和理解很少，極少利用人體的這項能力，幾乎可說是完全忽視其存在。治療疾病時，基本上假設人體不存在這項自我修復能力，完全利用外在的手段來對付疾病。

用一個電腦行業的比喻，比較容易說明這個問題。假設治病就像對付電腦病毒，現代醫學的醫生，就像是不知有防毒軟體存在的電腦高手，只能自己動手逐一抓出病毒。這種方法既辛苦效率又低，清除病毒的速度跟不上病毒入侵速度，永遠也清不完。相對的，大多數現代的電腦使用者並不具備清理病毒的能力，但是只要在電腦裡安裝防毒軟體，按一個鍵啟動軟體，電腦就會把所有病毒清理乾淨。

實際上人體的設計者可能早就把應付各種問題的軟體存在身體裡，可是在現代醫學的治病過程中，這些軟體全部派不上用場。醫生們就像一群不用防毒軟體的電腦高手，完全用自己有限的能力在應付著各種他們也不理解的問題。也許這就是為什麼有那麼多慢性病治不好，醫療費用節節升高的原因之一。如果能夠更早熟悉身體內部存在哪些有用的軟體，適當而有效地利用這些軟體，可能會使治療疾病的效率大為提高。所以養生時就要明白，身體早就有各種治病的軟體，大多數損傷都能自己修復，只要會按那個啟動自癒機制的鍵就行了。

人體自我修復軟體功能非常強大，不但能調節臟腑間不平衡的狀況，修復各式各樣的損傷，還能自己更換零件。人體的自癒機制能夠自己診斷、自己調度能量、自己決定何時修復哪個器官……，唯一的要求是，氣血要充足，同時晚上要好好睡覺。**身體大多數重要臟腑修復都在夜間睡著的時候進行**。只有在大腦休息時，身體才有足夠的能量進行重要臟腑的修復。

會按鍵啟動軟體防毒的電腦白癡，可能比一個全憑個人技術殺病毒的電腦高手還要厲害。就像許多高齡人瑞都出現在交通不便、資訊不發達的鄉野。沒讀多少書，不懂太多醫學或人體的知識，也不常找醫生治病，卻能活得又長又好。而精通醫術的醫生中卻少有人瑞。統計數字顯示，醫生的平均壽命比一般人還低，大概就是這個道理。

◆——結合人體自癒功能的養生體系

所以，能幫助身體啟動自癒機制的養生方法或服務，也就是一種和身體內部自癒機制緊密銜接的養生體系，可能是最有效率的養生手段。體認到人體自動修復功能的強大後，我開始潛心投入研發養生體系的工作。

二〇一五年，費時多年開發的養生設備終於構成完整的系統，其中包括檢測和調理的設備。這套設備有兩個重要的特點，一是將檢測和調理緊密結合，每一天要調理哪條經絡，是從當天檢測經絡平衡的狀況來決定；其次是在調理過後再度檢測經絡，看是否出現預期的改變，以此來驗證當天調理的成效。

整套調理的方法除了經絡調理之外，使用者生活作息的改變才是最重要的部分。在使用這套系統之前，會先檢測使用者的氣血能量，也就是代表整體健康狀況的指標。在調理過程中，每個月也會量測氣血能量，確認使用者健康狀態是否如預期獲得改善。

除了專門設計的調理方法之外，還必須要求使用者調整生活作息，目的只有一個，就是提升身體總體能量，讓身體內部的自癒機制能充分發揮。因此，這是一套和身體自癒機制充分銜接的養生系統，也是真正善用身體先天資源的一種全新的、科學化的養生方法。

chapter 03

自癒機制的運行邏輯

關於人體自癒機制的研究論文和相關書籍非常少，西方討論自癒機制的書籍也只談觀察到人體自癒機制克服了哪些難治的疾病，他們沒有中醫的邏輯體系，只看到最終結果呈現出人體擁有強大的自癒能力，對於中間過程沒有太多的觀察和記錄，無法整理出系統化的理論和方法。雖然中醫醫理是以促進人體自癒機制來去除疾病，但同樣沒有太多文章或書籍真正談論身體的自癒機制。

在研究之初，由於缺乏外部參考資料，我只能自己觀察人體自癒機制的運行。依據對中醫理論的理解，整理出幾個自癒機制運行的邏輯，在此與讀者分享。

我們要運行任何一個獨立的系統，必定要先有足夠的能量，自癒機制的運行也不例外。影響人體自癒機制運行最重要因素是身體的能量。在觀察人體自癒機制運行的過程中，發現人體存在著一個非常精確的能量管理系統，這個系統能夠隨時掌握身體精確的能量水平，再依據人體能量狀況安排適當的修復工作。

◆——邏輯一：在氣血充足的條件下，身體才能做預防性的維修

身體的修復工作分為預防性和故障性的維修。在氣血透支的狀態下，身體只能做故障性的維修；只有在氣血充足的條件下，身體才能做預防性的維修。

下圖是我在第一本書中提出的人體氣血能量示意圖，圖中第三條水平虛線介於陽虛和陰虛之間。自這條線以下，身體進入能量透支的狀態，即日常產生能量不足以支應每天的消耗，只能透支身體過去積存的能量。這時身體會適當地限制身體的修復能力，只對會危及生命的損傷進行必要的修復。

就像汽車的保養分為定期保養和故障修復兩大類。定期保養不做，汽車仍然可以使用，只是比較容易出現故障。當汽車真的故障時，如果不進行修復，

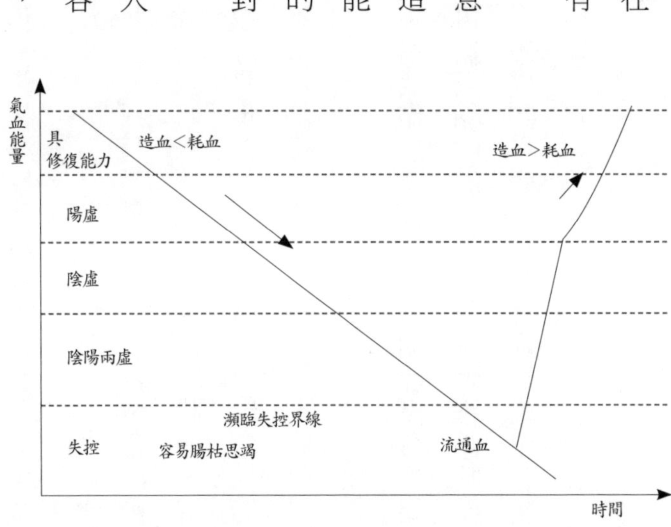

● 氣血能量示意圖

汽車就不能繼續使用。定期保養必定在使用者時間和金錢狀況較寬裕時才會進行；故障修復則只要想繼續使用汽車就必須做好。

身體自癒機制的運行，同樣會考量身體的能量狀況。只有能量充裕時才會做各項預防性的修復，讓五臟六腑經常保持在最好的狀況。倘若身體處於氣血能量透支狀態，這些預防性的修復工作就暫時停止，只做不得不做的故障修復工作。如身體出現出血性的外傷，受到嚴重寒氣或外來病菌入侵等，這些損傷不進行修復可能會危害生命，此時只要身體還有一點能量，就會開始進行這一類的維修。

這個邏輯可以解釋許多人在壯年時期工作忙碌，生活作息不良，但長期都沒有生病的原因——其實是身體處於透支氣血的狀態，身體的自癒機制暫時休工了。身體維修時總會產生某些不適，這些不適常會被當成疾病，只有自癒機制長期沒有進行維修工作，才會那麼久都沒感覺身體有任何不適。

◆──邏輯二：自癒能力和氣血高低成正比，氣血愈高，修復能力愈好

就像大多數的系統，能量愈高，功能愈強。人體的自癒能力和氣血的高低成正比，氣血愈高，修復能力愈好。修復能力的好壞，反應在修復的內容不同，以及修復完美程

度的差異。

中醫理論認為寒氣進入身體會先停留在皮膚表層，等表層積存滿了再進入經絡，當有寒氣再侵入則進入腑，最終進入臟，通常寒氣最後會進入肺臟。也就是隨著寒氣侵入次數增加，積存的寒氣會逐漸往人體深入。改變生活作息使氣血升高時，身體會先排除皮膚表層、經絡和腑的寒氣，這時出現的症狀主要是打噴嚏、流鼻水，偶爾還會喉嚨痛和咳嗽。

等到氣血上升到更高水平時，才會開始排除肺臟的寒氣。這時候就會出現重感冒的症狀，除了打噴嚏、流鼻水、喉嚨痛之外，還會有頭昏、全身無力、咳嗽、發燒等症狀。兒童的氣血較成人為高，因此經常出現排肺臟寒氣的重感冒症狀；成人隨著年齡增長，氣血日衰，感冒發燒的機會愈低，到最後連打噴嚏、流鼻水、喉嚨痛等排體表和經絡寒氣的症狀也愈來愈少。

從寒氣的例子可以明顯看出，身體自癒能力會隨著氣血降低而愈來愈差。相反的，如果將生活習慣從長期晚睡調整為早睡、多睡，並且做些經絡調理，使氣血逐漸回升，身體的自癒能力會愈來愈好，把過去因為生活作息不良，在身體上所積累的損傷，一一進行修復。這段長期修復的過程中，身體就會不斷出現因各種修復而造成的不適。

中醫經典《黃帝內經》在〈四氣調神大論〉章節中，詳細說明人們應該如何因應四季氣候變化而生活，也闡述了四季和五臟之間的關係。四季變化中，溫度是最重要的因素。冬季氣溫低，身體需要集中大量氣血在重要的臟腑，為臟腑保溫，防止受到低溫的傷害。此時身體沒有多餘的氣血能量進行損傷修復，只對會危害生命的重大傷害進行修復，那些可以留到氣溫回升再做的修復工作，都先被擱置下來，等到春天氣溫回升時再處理。

最常見的情形是冬天穿得不夠保暖，少量的寒氣不斷侵入身體，但由於對身體暫時不會造成太大的危害，身體就先將這些寒氣儲存下來，如前所述，等到皮膚表面存不下就往身體深處存放。除非身體突然受到強烈寒氣的侵襲，才會即時反應。

到了春天，氣溫回升後，用來為臟腑保溫的氣血有一部分被釋放出來，身體有了多餘的能量，就開始清理冬天積存的寒氣，將之排出體外，這時就出現打噴嚏、流鼻水等感冒的症狀。人們並不會聯想到這些症狀是冬天受寒遺留下來的問題，總以為是病毒感染，或春天花粉特別多所造成的過敏現象。下一個冬天還是繼續穿得少少的，噴嚏就一年一年不斷的打。

當氣血水平不同時，身體除了做不同的事之外，針對同一損傷也會有不同程度的修復。許多從中年開始養生的人都有一種經驗，氣血上升之後，以前得過的病都會重新再患，多年前摔傷的地方又開始痛起來。這種現象說明身體氣血不足時，某些身體的損傷因為能量不足，只能就當時氣血能力修到最好，而無法完全修復。直到氣血上升，身體才會再度啟動修復機制，將損傷修復得更完善些。

◆——邏輯三：不同的氣血水平或季節修復不同的臟腑

在我的經驗裡，心臟的修復需要很高的氣血水平才能啟動。一年四季中，夏天氣溫較高，身體把所有臟腑保溫的氣血全部釋放出來，所以只有在這個季節，身體才有足夠的氣血啟動心臟的修復。

心臟的修復現象在成人身上很少見，比較常見於兒童。主要是兒童氣血較高，身體各方面臟腑都是新的，經絡中的堵塞也少，整體條件遠較成人為佳。如果在夏天中暑，傷了心臟，就可能在當季或下一年的夏天啟動心臟修復工作。這種修復似乎在清晨五點至七點間進行，雖然孩子外表看似睡得很熟，身體實際上耗費很多的能量進行修復工作，非常疲累。隨後很難在正常時間起床，而會出現賴床的現象，有時候甚至會睡到中午才起得來。因此，有時孩子暑假早上賴床，可能身體正在修復心臟，應該要讓孩子睡到自然醒。

成人氣血低時，經絡也容易堵塞，臟腑狀態沒有兒童好，如果有心臟方面的問題，除非經過長時間調養，氣血達到一定高度，經絡通暢後，身體才會在夏天啟動心臟的修復工作，這時也會出現晨起賴床的現象。

◆──邏輯四：五臟平衡為自癒機制運行順序的決定指標

在做氣場束和實時經絡儀的實驗中（詳見第134頁〈經絡儀檢測的原理與運作〉），我們發現只要能提升腎氣，身體自然會朝五臟平衡方向去改變。也就是說，只要氣血充足，五臟會自然平衡，臟腑功能因此才能處於最佳狀態。所以，五臟平衡自然也是自癒機制在決定修復優先順序中非常重要的指標。

自癒機制的運行順序，必須透過修復各個臟腑中的損傷，不斷提升每一個臟腑的能力，同時還要兼顧維持五臟六腑的平衡。因此，自癒機制必定存在著自我檢測的能力，隨時覺察出能力最差的臟腑進行修復，而修復損傷的目的在於提升臟腑效能。

在修復能力最差的臟腑過程中，該臟腑的能力會逐步上升，脫離能力最差的地位。等到自癒機制修復工作告一段落，就會繼續檢測當下氣血能力最差的臟腑，重新啟動修復，形成修復工作在臟腑之間不斷轉換的現象，而各個臟腑的效能則呈現螺旋式的逐漸盤升。這種順序控制的修復方式，既能使身體整體能力不斷上升，還能兼顧隨時保持臟腑的平衡。由於修復工作多少會造成一些身體上的不適，每個臟腑修復時出現的不適也都不同，這種持續轉換臟腑修復的作業模式，會使得身體不適的症狀不斷地變化。

身體自癒機制所訂定的優先順序和人們期望的優先順序是不同的。例如，人們總希望先解決外表看得到的問題，如肥胖或皮膚方面的問題。但是自癒機制考慮的是生命安全和臟腑整體效能。從這些方面考量，肥胖和皮膚問題對生命危害的可能性，遠遠低於五臟六腑中存在的問題，因此身體往往將它們放在最後處理，等五臟六腑中的問題都清理好了，才開始清理身體各處所堆積的垃圾，之後肥胖和皮膚的問題才能真正解決。

邏輯五：經絡通暢是自癒機制順利運行的重要條件

在治療乾癬的實例中，經絡不通暢是疾病的主要原因之一。因此，疏通經絡是啟動乾癬自癒機制的重要手段。透過每天按摩經絡，使經絡中的體液能順暢流通，垃圾順利排出體外，不必再借助皮膚快速增生、脫落皮屑來排除廢物，乾癬的症狀自然消失。

觀察皮膚的康復過程，身體會排除壞死的組織，產生垃圾，由於是發生在體表，垃圾直接掉落地上。體內的修復工作，同樣也會產生垃圾，這些垃圾無法直接掉到地上，需要溶解於體液之中，再循血液或體液循環系統運走，最終則從小便排出。

這些新增的垃圾會大幅增加體液和血液運輸系統的負荷。靜脈中的血液品質會暫時性的變差，血液中的垃圾變多，等到垃圾順利經肝腎過濾、從小便中排出體外之後，血液的品質又會恢復正常。同時經絡中的垃圾量會增加，如果經絡本來就不通暢，有可能在經絡某些部位出現疼痛的感覺，這時最好勤加按摩心包經和膀胱經，提升經絡排除垃圾的能力。此外，運動也是疏通經絡很好的方法，可以適當增加運動量，幫助排除體內廢物。

◆──養氣血、通經絡是自癒之王道

綜觀上述自癒機制運行邏輯，養足氣血是啟動自癒機制的關鍵，同時也是身體能長期持續運用自癒機制修復各種損傷的最重要條件；而疏通經絡則有助於將自癒機制運行過程中產生的垃圾順利排出體外，不致因過多垃圾堵塞，導致臟腑運行失靈，形成新的慢性病。

從事養生活動和到醫院治病的主要差異，在於養生並不針對身體某個器官，也不針對某一項疾病，而是著重於提升身體總體的能力。所以，**養氣血和通經絡，是提升身體自癒能力最重要的方法，也是養生活動最主要的目標。**

chapter 04

經絡是體液的無形通道

「經絡是人體的體液通道」這個概念，源自於日本的藤田六郎、高野千石與中國的瞿養剛、吳善令、張維波等經絡研究學者所提出的「經絡的體液通道論」。我根據這個概念，發展出一套居家按摩方法，在過去幾年間，協助周遭親友克服了幾種難治的慢性病。這套按摩手法非常簡單，不需要認準穴位，只要在經絡的大約位置施作，即能達到目的，很適合非專業的一般人在家施行。

（本章主要說明人體體液流動的理論研究，對於這類科研理論不感興趣的讀者可以跳過，直接閱讀下一章節。但如果是從事按摩推拿相關工作的專業人士，這個章節的內容也許會對您的工作有些幫助。）

上海復旦大學費倫教授及丁光宏博士等多位研究人員在他們發表的一篇論文〈人體組織液定向流動的流體力學模型〉中提到：身體大多數微血管的分布雜亂無章，而且沒有任何規律（如圖一），唯獨穴位點附近的微血管與經絡呈現平行現象（如圖二）。他們在深入分析後，認為這種現象加上相鄰兩個穴位點之間的血壓差，有機會在兩個穴位點之間創造出血管外的體液流場，也就是體液會在兩個穴位之間流動。因此，把所有穴位點連結起來的經絡，就成為一條條沒有管道的體液流場。這個研究使經絡有了具體的面貌。

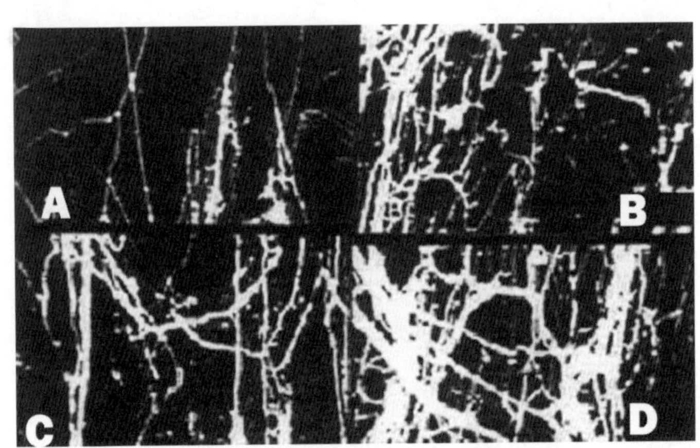

● 圖一：人體多數的微血管呈不規則狀（取材自上海復旦大學論文〈人體組織液定向流動的流體力學模型〉）

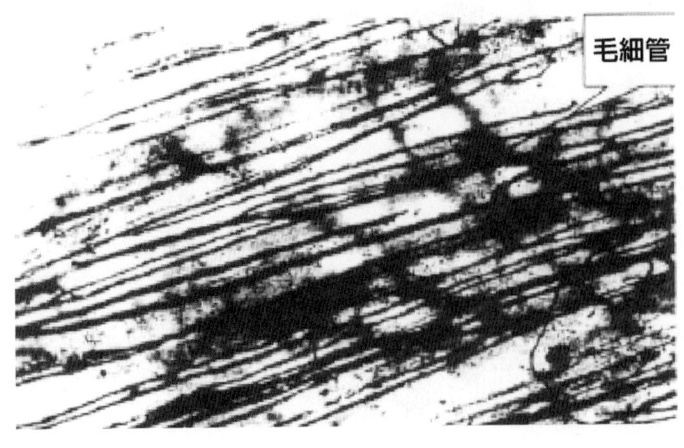

● 圖二：穴位點附近的微血管呈平行於經絡的狀態（取材自上海復旦大學論文〈人體組織液定向流動的流體力學模型〉）

經絡是人體的排水溝

人體的經絡分布於全身表面，可以說全身皮下組織的所有細胞都生存於各經絡之中，也就是存在於一條條體液流場所構成的河流之中。這些平行的微血管包含動脈微血管和靜脈微血管。

動脈微血管是身體供應細胞養分的通路，養分會從血管壁滲出，進入經絡形成的體液通道。這些養分漂浮在體液中，漂到細胞附近時，就會被細胞所吸收。細胞也會將產生的垃圾排進體液。這些含有垃圾的體液同樣漂浮在經絡所構成的體液通道中，有一部分漂到靜脈微血管附近，滲入靜脈微血管，進入血液循環系統，最終經過肝腎過濾，由小便帶出體外。（如圖三）

另外一部分含有垃圾的體液會循著經絡的方向流動。由於膀胱經上存在著和人體主要經

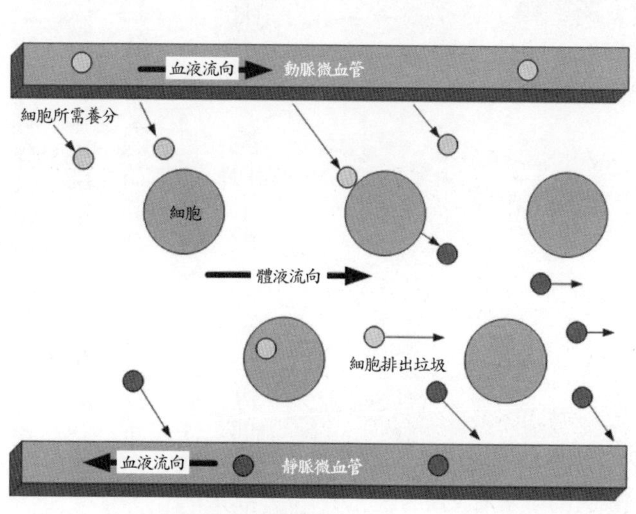

● 圖三：經絡體液通道示意圖

絡對應的腧穴（即每一條經絡進入膀胱經的入口），使膀胱經就像是身體的大排水溝，所有流動在經絡中的垃圾，最後都會排入膀胱經，透過膀胱腧穴排出體外。（如圖四）

這種經絡中體液的流場，只有在活體下才能觀察到，因為解剖的大體沒有血壓，所有體液的流動都停止了。然而在現有的科技條件下，也沒有適當設備可以觀察活體的體液流動狀況，因此這個體液運行模型仍處於理論階段，只能利用數學計算的模型推測其可能存在，暫時無法得到「眼見為真」的實證。

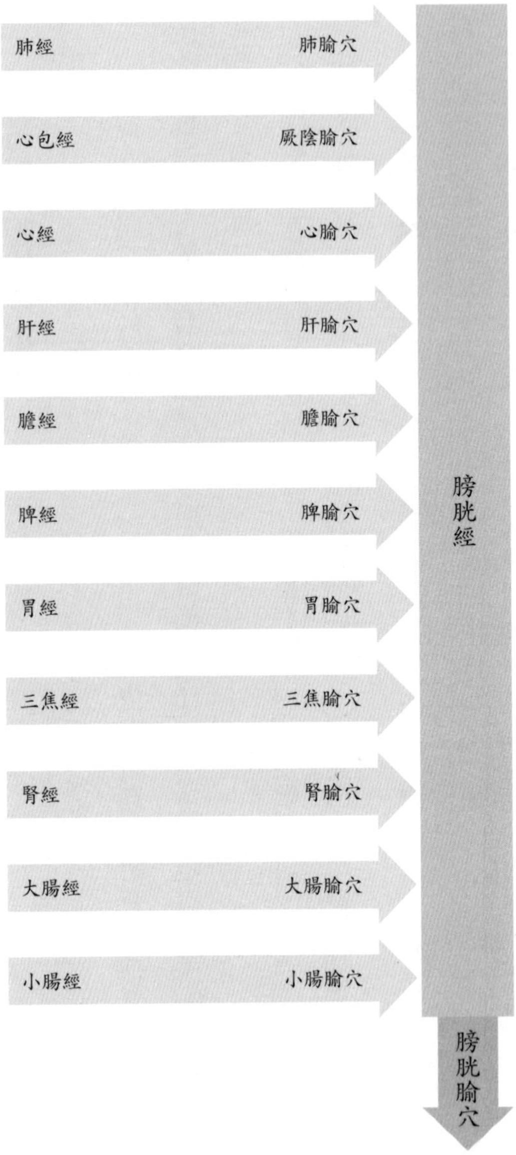

肺經	肺腧穴
心包經	厥陰腧穴
心經	心腧穴
肝經	肝腧穴
膽經	膽腧穴
脾經	脾腧穴
胃經	胃腧穴
三焦經	三焦腧穴
腎經	腎腧穴
大腸經	大腸腧穴
小腸經	小腸腧穴

膀胱經

膀胱腧穴

● 圖四：膀胱經是身體最大的排水溝，所有經絡的垃圾都匯集到膀胱經再排出。

在上海復旦大學的研究中，曾經注射微量放射性物質進入經絡，證實藥物確實會沿著經絡的方向流動，也就是中醫所說的「藥物循經」確實存在。這個實驗也證實了經絡是一個沒有管道的體液流場。

從前面圖三的體液運行示意中可以發現：**人體的體液垃圾運送，除了已知的血液循環系統之外，可能還有一個備份通道是循著經絡中體液流動系統運送，而這個通道尚未被醫學界所認知和驗證。**

◆──透過按摩可加強經絡中體液的流動

相較於血管系統，經絡系統存在於皮膚下方，可以從體外透過按摩的方式直接促進體液的流動，比較容易施加外力來改善其運輸效率，進而帶動整個人體的垃圾及營養的運輸效率。

當血液循環系統的運行出現問題時，如果能夠利用經絡的調理手段，促進經絡體液系統的流動，加快體液中垃圾的排泄，提高運送比例，就有機會減輕心血管系統的負荷，進而減緩血液循環系統惡化的速度。因此，理論上應該也能使心血管及肝腎方面的疾病獲得改善。

許多人在做了中醫經絡推拿之後，健康得到明顯的改善，很可能就是因為加大了經絡系統排泄體液中垃圾的比例。因此，費教授他們所做的研究，可能是「經絡推拿手段能夠改善健康」非常重要的理論基礎。

身體的經絡都是垂直方向的，有從手到頭的，有從頭到腳的，也有從腳到軀幹的……，經絡中體液的主要通道都在骨頭和骨膜之間的夾縫，因此，大多數的經絡都沿著骨頭分布。（如圖五）

而且經絡存在著一個很特別的現象，即每一條經絡上的穴位似乎都是等高的。把每條經絡等高的穴位橫向連結起來，加上原有的各條經絡，就形成了一個矩陣的分布圖。這些橫向的經絡，似乎對應著橫向的肋骨，而肋骨很可能和各條經絡縱向的骨

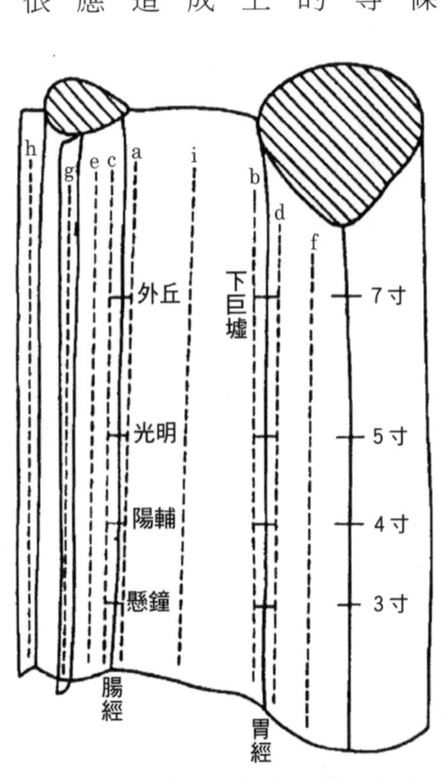

● 圖五：經絡的穴位點多數在骨膜和骨骼相交的位置（取材自 1998 年 3 月中國《科學通報》第 43 期第 6 卷〈經絡物質基礎及其功能性特徵的實驗探索和研究展望〉）

頭一樣，也存在著較大流量的體液通道，各條經絡中的體液會循著肋骨流至背上的膀胱經。因此，膀胱經上與各條經絡相關的腧穴，多數分布在背上肋骨的區域。

也就是說體液中細胞產生的垃圾有兩個排出管道，一是滲入靜脈微血管進入血液，循著血液循環系統，經過肝腎過濾，再將垃圾排出體外。另一管道是循著經絡流動，最終流入膀胱經，經由膀胱排出體外。

膀胱經的按摩就是依這項推理發展出來的。按摩目的在促進膀胱經中的垃圾往下方膀胱腧穴移動，減少膀胱經上連通各經絡腧穴中堆積的垃圾，使各經絡進入膀胱經的通道保持暢通，如此就有機會改善全身經絡的通暢，促使經絡排除垃圾的功能充分發揮。

在物理學中存在著理論物理學和實證物理學的區別，醫學也應該有這兩個體系。現有的醫學體系更像是實證醫學，中醫則比較像理論醫學。中醫可以利用推理找出需要驗證的地方，並預測在實證中可能出現的現象；西醫則能利用現代科學的工具，驗證這種現象是否真的存在。

如果這個推理為真，膀胱腧穴和膀胱之間應該存在著一個較大流量的體液流場，同時膀胱中的尿液，除了從腎臟和輸尿管流進膀胱之外，可能還存在著其他流入的通道。這些通道的尋找和驗證，運用現代解析度較高的MRI設備應該有機會觀察到。

chapter 05

膀胱經是身體的大排水溝，排除垃圾致健康

生理的養生只有兩件事：一是「**養氣血**」，另一個就是「**排垃圾**」。這是我研究養生多年所得出的結論。

在我第一本《人體使用手冊》中提出的一式三招，就是適合現代人養氣血，提升身體總體能量的方法。而在本書中我特別介紹依人體體液流場理論發展出來的按摩方法，這種方法簡單易學，每次只要十分鐘，可以每天做，主要功效在促進經絡的通暢，提升身體排除垃圾的能力。只要做好養氣血和排垃圾兩件事，健康狀況必定能逐步提升。

◆──膀胱經是人體最特別的經絡

上一章簡單提到膀胱經在排除垃圾上扮演的角色，在此進一步說明按摩膀胱經的重

要性。膀胱經是身體最特別的一條經絡，除了膀胱經以外的經絡，在軀幹部位最多只有左右各一條，唯獨膀胱經在人體背部脊椎左右各有兩條，而且其他臟腑的十一條經絡在膀胱經都有一個對應的腧穴。

心經對應「心腧穴」，肝經對應「肝腧穴」，脾經對應「脾腧穴」，肺經對應「肺腧穴」，腎經對應「腎腧穴」，心包經對應「厥陰腧穴」，小腸經對應「小腸腧穴」，膽經對應「膽腧穴」，胃經對應「胃腧穴」，大腸經對應「大腸腧穴」，三焦經對應「三焦腧穴」，每一個腧穴都是那條對應經絡進入膀胱經的入口。還有一個「膀胱腧穴」，則是膀胱經的出口。

從這些穴位的名稱和位置，可以推論臟腑對應的經絡，在身體的軀幹可能也存在著橫向的體液通道，而流動的體液中帶著垃圾，會循著橫向通道流向背後的膀胱經。所有經絡匯流到膀胱經的體液垃圾，再循著膀胱經的膀胱腧穴流進膀胱，最終排出體外。

◆——每天十分鐘，按摩膀胱經

依據這個理論，順著經絡流動的方向，可以透過推拿按摩，促進帶有垃圾的體液流動，保持膀胱經的通暢。一旦沒有垃圾堆積在各個臟腑對應的腧穴中，連結在膀胱經上的十一條經絡就能擁有通暢的出口，快速將經絡中的垃圾排進膀胱經。當各條經絡中細胞周圍的環境保持潔淨和通暢時，各經絡相應的臟腑機能就能獲得提升。膀胱經就像一個城市的主要排水溝，只要下游的大排水溝通暢了，上游的水溝就不容易堵塞。

我們家每天晚上都有一項必做的功課，就是家人之間互相進行一套簡易的按摩。堅持了一年多下來，收到很好的成效，在此分享給讀者。

這個方法可以有效緩解一些不容易治癒的慢性病，例如過敏性鼻炎、哮喘、乾癬、各種皮膚病……等；也能改變身體的體型，如脊椎側彎、過度肥厚的肩背、臀部和大腿等。方法簡單，重點在於要每天不間斷的進行。

由於是每天做，每次做的效果只要維持一天即可；不像到按摩店裡請人按摩，按摩一次需要維持幾天的效果，所以要有一定的勁道與手法。在家按摩不必用到專業手法，也不需要精確的認穴技術，只要按摩相關的經絡即可。容易學，按摩一次也只要十分鐘，這種簡單的養生方法才能夠長期堅持。

按摩部位分為頭部、背部和手部，主要的重點在背部膀胱經，目的在於疏通膀胱經，進而通暢全身其他的經絡，促進身體整體的新陳代謝。這不但是最理想的抗老方法之一，也是對付青光眼、失眠、哮喘、便秘、各種皮膚病等難治慢性病，另一條可以自己掌握的道路。如果能長期堅持每天做這種按摩，自然會看到明顯改善的效果。

此外，仔細觀察年輕人和中年人外觀上的差別，年輕人的臉比較瘦削，中年人臉上的肉比較厚，那些多出來的肉，都是經絡裡排不出去的垃圾堆出來的。而且不僅在臉上，在全身許多部位都看得到，尤其背上最明顯。自己照鏡子看不到背上厚厚的肉，通常不容易引起注意，很少人會刻意消除，但是這部位的厚肉卻對健康影響很大，會直接阻塞全身最主要的垃圾出口——膀胱經。膀胱經不通暢，很容易導致其他十一條經絡也跟著不通暢，進而演變出各式各樣的疾病。

因此，常按摩膀胱經使身體排泄通道保持暢通，再加上早睡早起的良好生活習慣，經過一段時間後，會發現最明顯的變化是整個背部慢慢變薄，臀圍也會變小，臉上膚色慢慢變得白皙。如果由於年紀增長，皮膚上長出一些異物，也會在不知不覺中逐漸停止增加。這些現象都是由於體內垃圾能夠被順利運走的結果。

本書特別規畫的按摩篇，將會詳細說明每日簡易按摩的步驟與方法，帶著大家實踐養氣血、排垃圾的健康方法。

chapter 06

建立低成本健康體系

二〇〇九年我參加大陸中國科學院深圳先進技術研究院的一場研討會，討論主題是「低成本健康體系」，那是我第一次聽到這個名詞，之後也就喜歡上了。我年輕時是一個機電工程師，在台灣的生產力中心從事推動「低成本自動化」的工作，沒想到中年轉進健康領域，居然還能重新推動以「低成本」為目標的工作，為人們的健康找尋一個低成本的解決方案。

◆──何謂低成本

什麼樣的醫療方法才能真正做到「低成本」？我直覺認為必定是一套「**建立於充分利用每一個人體自癒機制的健康體系**」，才會是真正低成本的健康體系。

醫療支出的不斷增加，是當前世界各國共同的問題。根據統計，二〇〇九年美國的總醫療相關支出達到24,720億美元，平均每一個美國人每年要負擔超過8,000美元的醫療費用，占國民生產總額（GDP）17.3%。這是一個非常高的比例，每人平均花費超過六分之一的收入在醫療費用。中國的衛生總支出在二〇一〇年達到19,600億元人民幣，約折合3,100億美元，占GDP近5%。但是這項支出從一九七八年至二〇〇五年，平均每年增長11.47%，增加速度高於GDP的增長速度。三十多年來，中國衛生總支出增長超過六十倍。台灣在二〇一〇年醫療支出約289億美元，人均支出大約1,242美元，占GDP的6.7%，是亞洲最高的比例。各國醫療費用占GDP的比例不斷升高，說明每一個人每年花在醫療上的支出都在持續增長。

從以上這些數字，可以明白為什麼中國政府要開啟「低成本健康體系」的科研課題。隨著醫療費用不斷增長，沒有全民健康保險制度的中國大陸，未來可能會和美國一樣，出現愈來愈多人沒錢看病的社會問題。

二十世紀以來，以資本主義為主的西方世界，由其發達國家主導著醫學的研究和發展方向。這些研究和發展方向的控制，又全部掌握在製藥廠手上。多數的研究經費來自藥廠，由藥廠的利益引領著整個製藥業的發展，製藥業再引領整個醫學界的發展。這是市場經濟規則下自然發展出來的局面。

所有參與醫學研究的機構，都是商業機構和團體，而追求利潤和不斷增長的企業規模，是任何商業機構生存的必要條件。在這樣的結構之下，全球的醫療支出自然會不斷增長，現在已經無法分辨醫療費用的增長，是因應人們健康的需要？還是因應醫療產業的發展需要？醫學的發展早已偏離「救死扶傷」的基本存在價值，走向完全利益導向的商業發展規律之中。

◆──低成本體系建立在人體自癒機制上

發展低成本健康體系，基礎必須建立在「充分發揮每一個人的自癒機制」。這個課題，最重要是要理清楚什麼是「人體的自癒機制」？它有什麼樣的功效和能力？在過去一百多年，有關這方面的研究很少，這種研究不會發展出太多的藥物可供銷售，相反的，如果從這個方向研究出成果，可能還會影響藥廠的既得利益，自然不會有藥廠投資做這方面的研究。

研究「人體的自癒機制」，是對醫療產業之外所有人都有利益的事，也許由政府或公益資金投入會更合適，從這一點也能看出醫療產業和大多數人的利益存在著某種程度的不一致。

仔細觀察現代醫學對人體自癒機制的運用，大概只有在各種皮肉傷口的復原上，運用了人體的這項能力；而面對大多數的慢性病，現代醫學幾乎假設人體自癒機制並不存在。在疾病定義上，現代醫學最常見的判斷模式，是把大多數身體的異常現象都歸類為疾病。由於人體自癒機制運行時，身體會顯現出某些異常現象，在現代醫學把所有異常都定義為疾病的邏輯下，必定有大量身體自癒機制所造成的異常被當成「疾病」，並花下大筆費用針對被錯誤定義的疾病進行「治療」。這些治療可能會中斷身體自癒機制的運行，不但無法改善身體的健康，甚至製造出更多更大的問題。雖然實際的結果可能對病人的健康有害，但是卻能夠創造醫療產業更多的營收利益。

也許有一天人們會發現，我們這個時代花費了巨額的醫療費用，但這些費用並沒有減輕人們的痛苦，反而創造了更多的疾病和痛苦。我們可能處身於有史以來醫療費用最高的時代。過去沒有這麼高，如果醫學的發展方向正確，未來也不會這麼高，今天的醫療費用可能是未來的很多倍。

◆──只需促進自癒機制的效能

以乾癬的例子來做說明，大家應該可以更快理解。現代醫學認為乾癬是不明原因造成皮膚異常的快速增生，把「皮膚快速增生」定義成了疾病本體，所有治療的目的都在終止症狀，也就是終止「皮膚快速增生」。然後藥廠就組織了專家群開始研究能使這個症狀終止的藥物，而確實也有幾種有效的藥物被開發出來，但是大多數人使用這些藥物後，症狀雖然消失一段時間，只要一停藥很快就會再度復發。復發之後，可能原來的藥物就失去效用，久而久之，乾癬就成了不治之症，使許多人被這個疾病困擾數十年。由此可見，藥廠和醫院並沒有真正解決病人的問題，然而他們卻從這個疾病中創造了大量的營收。

現代醫學將乾癬定義成皮膚異常快速增生，這種定義疾病的模式，是假設身體不存在自癒機制，或假設身體是一個很容易犯錯的系統，只要一有異常，就將之歸類為系統出錯了。這是建立在對身體系統完全缺乏信心的一種假設。

乾癬好發於年輕人身上，老年人反而很少出現。以常理判斷，和年輕人相較起來，老年人的身體通常比較差，所以推論這個疾病常發生在身體條件很好的人身上。如果調整假設，從給予身體更大信任的角度來思考，假設乾癬這種症狀不是身體出錯，而是身體在做某件工作所造成的現象，再進一步思考這個症狀可能的原因，會不會有不同的結果？

比方說，由於乾癬症狀是不斷的從皮膚上掉落皮屑，假設身體是從皮膚排泄某些垃圾，皮膚細胞快速增生也許是身體排毒的一種特殊手段，然後再從這個推論發展出疏通經絡，協助身體更有效率的排毒，把毒排乾淨，病自然就好了。

這種推理的方式，首先假設身體擁有強大的自癒系統，在啟動自癒機制運行時，可能會產生各式各樣的異常現象……這是和現代醫學完全相反的假設。再就症狀推測自癒機制可能運行的作用和目的，調理方案主要著重在協助自癒機制更有效率的進行並完成工作，而不追求快速終止表面異常的症狀。

使用上述思考方式調理乾癬，雖然整個過程長達一年多，但秉持著堅定的信念和耐心，最終仍是成功克服了這個「疾病」。這樣的調理方案，將外在調理和身體內部的自癒機制完全銜接起來，即是一種充分發揮身體自癒機制的方案。

整個調理過程中，沒有任何藥物進入身體，也未做任何侵入性治療，安全又沒有副作用，而且成本低廉，大多數的工作是在教育病人和其親屬，讓他們在家中自行調理。因此，這種方法不會為醫療產業創造太多的營收，對醫療產業可能並不是什麼好消息，但對於病人卻是一大福音，可以說是典型低成本健康體系的案例。

◆——低成本健康體系的研究方向

檢視「乾癬」研究過程，是從疾病的重新定義出發，將「對人體缺乏信心」的思考模式，轉換為「對人體自癒機制具有較強信心」的思考模式，重新思考和界定疾病的根源，因而發展出真正可以改善疾病本質的方法。

在接下來實例篇中，會提出其他案例更進一步說明如何改變疾病定義，以及考慮自癒機制所制定的有效調理方式。這些改善疾病的方法都不是單一藥劑，或某一種經絡調理手段，而是包括睡眠、飲食及生活習慣的改變和調整，再加上適當的營養補充品和經絡調理。其中最主要部分是患者生活習慣的改變，外在的調理手段只能收到輔助性的功效。未來許多慢性病的痊癒方案可能都是如此。

疾病產生的根本原因，可能是患者長期生活習慣中某些錯誤的行為，因此，真正的痊癒方案必須針對疾病的原因進行調整，才是根本之道。如果發展出來的調理方法，能使治療成本降至最低，即使是低收入戶，也能自己動手解決身體健康異常問題。醫學的發展若能朝這個方向走，大幅降低成本是完全可能的。

不過，這些案例仍停留在少量成功案例的階段，還需要投入更多資源、做更多的驗證，利用科技手段，從實際生理變化證實案例中的各項假設為真，最終才可能發展成可以大量推廣的科學技術。

相同的邏輯和方法是否可以應用在其他疾病領域？是不是需要就現代醫學所定義的各種疾病和症狀做全面性的檢討？面對身體的各種損傷，自癒機制如何操作？這些課題的研究，可能是降低整體社會醫療支出最有效的途徑，也是低成本健康體系研究需要投入人力、資源和努力的方向。

傳統中醫本來就是一套「**建立於充分利用每一個人體自癒機制的健康體系**」，只是近百年來受到西方醫學的影響，逐漸遠離了這個方向。中醫的現代化也沒有從這方面考慮，而只是學西醫往中藥現代化發展。其實中藥僅是中醫諸多治療手段之一，這方面科學化做得再好，沒有配合科學化的病理檢查，重新整理出適合現代科學的中醫病理邏輯，整體中醫體系仍然無法為西方世界所認同和接受，更無法在世界舞台占一席之地。

中醫科學化的研究，應該從現有中藥研究的層次往上提升，回到科學研究最基本的哲學層次。從定義疾病要採用「人體是一個可以信任的系統」的概念？還是「人體是一個完全不可信任的系統」的概念？繼而利用傳統的中醫理論，配合科學化的儀器設備，進行人體自癒機制的研究。用中醫和人體自癒機制的概念，逐一重新定義疾病，建立符合中醫傳統理論，並且能夠充分利用人體自癒能力的健康體系。

和西方現代醫學相比，中醫有更完整的人體運行邏輯，能夠合理解釋許多人體自癒機制的現象，在自癒機制研究中是非常有利的。過去一百多年來中國國力薄弱，科學能力和經濟能力都不足，沒有條件進行中醫的科學化研究。但今天中國的國力已經大幅提升，科學能力和經濟能力都足以開展中醫科學化的研究，將其轉換成「人體自癒機制」

或「低成本健康體系」的研究。這些課題不限於中醫，也不限於中國，而是全世界都感興趣且需要的科學技術。

Part

2

實例篇

不同角度探病因

chapter 07

惱人乾癬，不藥而癒

為幫助一個得了乾癬的朋友，很多年前我就開始研究乾癬，但由於沒有生活在一起，有許多概念也不知道他執行了多少，病情一直沒有長期穩定的進展。後來有個住附近的親友也得了乾癬，我才得以直接觀察、驗證對乾癬的概念和理解是否正確。

◆——以中醫概念檢視皮膚

這位親友的乾癬出現在頭部、腋下、手臂、胸部和小腿；不是大面積的病變，而是一個個五至七公分直徑大小的圓點，在許多部位同時出現；頭部的乾癬不斷有頭皮屑掉落，還出現大量掉髮。發病時是在冬天。

在分析這個病例時，我運用了幾個中醫概念：

第一個概念是「肺主皮毛」。

在中醫的概念裡，身體乾淨的水是由肺分送到全身各個器官，如果肺的能力不足，無法把水分送出去，身體各個部位就會出現水分不足的問題。當皮膚水分不足時，皮膚上的油脂也會不足，缺乏油脂保護自然容易出問題。此外，缺乏水分也容易造成經絡中流通的體液不足，形成垃圾的堆積。

第二個概念是「皮膚是身體毒素排除的重要通道」。

在自然的規律裡，植物生長在土壤中，從土壤中吸收養分，包括各種礦物質。人類只能透過食用植物或其他的動物，攝取少量的礦物質，如水或鹽。大多數是有機物，也就是植物或動物身上的物質。幾乎沒有人會把石頭或金屬放在餐桌上當成食物，因為大多數無機物都不是自然的食物，如石頭或金屬，這些物質若不小心進入身體，常常會成為體內的毒素。身體沒有能力消化和吸收這些物質，只能將之排出。但如果這些物質從人體正常的循環系統，經由血管、肝、腎等器官處理再排出體外，就很可能對其所經過的器官造成傷害。

身體具有極高的智能，面對這些有毒物質，會選擇最短的途徑將之排出體外。就像人類處理核能廢料，不會讓這些物質通過重要的城市運送，以降低災害發生風險。同樣的，身體也不會讓毒素經由血管通過肝腎的過濾系統排出，這條路徑容易造成肝腎的損傷。於是將這些物質從皮膚排出，是最短又最安全的途徑。當海洋發生重金屬污染時，海裡魚類的皮膚是重金屬殘留最多部位，此事例或許可以印證這個邏輯。

今天以化學技術製造的食品添加劑，充斥在我們每天購買的各種食物、飲料及調味品中，甚至某國際大品牌的可樂還直接在廣告上宣稱含有人工甘味，顯然這些東西具有吸引顧客的作用。

例如醬油膏裡也有蔗糖素，所謂蔗糖素是用化學調製出能產生像蔗糖甜味的東西，其中卻沒有含任何蔗糖成分。亞洲人喜愛豐富口味的麵包，其中一部分味道就是靠化學調味料調出；著名的日本拉麵連鎖店，使用的高湯也是用化學合成的速食高湯粉調製而成……

這些都還是合法添加的，媒體上經常報導有商家使用各種違法、更毒的添加劑，相關新聞層出不窮，每天吃進各式各樣的化學食品添加劑，幾乎是現代人無法避免的。包括我們使用的髮膠、染髮劑、洗潔劑、化妝品，空氣中充斥家具散出的甲醛、汽車廢氣，這些都是有毒的化學品，也會從皮膚或呼吸滲入身體，可以說幾乎不可能杜絕化學產品進入我們的身體。

第三個概念是「皮下經絡是體液流動的主要通道，細胞所需要的養分和產生的垃圾，都需要透過體液輸送」。

如果經絡不通，其中體液的流通自然不暢，被大量垃圾包圍的細胞得不到充分的養分，細胞所產生的垃圾無法從正常通道排出，便只好從皮膚排出。

◆──重新定義疾病，分析病因

此外，在分析病因之前，要先對這個症狀的性質進行定義。傳統現代醫學概念把身體所有的異常都定義成疾病。這種定義的方式，是假設身體犯了錯誤，才會出現異常。但是從模擬人體設計者的思考來看，人體的設計近於完美，不會那麼容易犯錯，而且多數乾癬患者都很年輕，身體多處於強健的狀態。有些更年期後的婦女，因為內分泌改變使皮膚變得乾燥，如果這個時候作息較好也會出現乾癬。

這些情況說明乾癬經常出現在健康狀態不錯的人身上。乾癬很可能不是因為身體犯錯才產生的疾病，而是身體正在進行某件工作所產生的現象。從這個概念思考疾病的成因，就會得出和現代醫學完全不同的疾病定義，治療的方向也就不是盡快終止異常，而是設法協助身體完成工作。

因此，當現代醫學對某一個疾病束手無策時，從疾病根源的定義進行調整，換一個完全不同的思路，可能就有機會找到對的方向。

目前乾癬在現代醫學仍然沒有痊癒的手段，多數治療方式都只有短期的效果。停止用藥後，效果很快消失，接下來情況可能會迅速惡化，比原來更嚴重。而瞭解這些概念後，重新分析乾癬產生的原因，會有不同的結論。

首先是不斷掉落皮屑的症狀。假設不是身體犯錯，而是身體在進行某件工作，最大的可能是身體正利用這種形式排除某些垃圾或毒素。可能病因如下：

一、肺氣較弱時，身上的水分不足，經絡運送垃圾或毒素的能力較差。冬天氣溫較低，身體要耗費更多氣血進行臟腑的保溫，肺氣低落的狀況更形嚴重，比較容易發病。

二、體內可能存在太多的化學毒素，為避免對主要臟腑造成傷害，身體選擇從距離垃圾產生部位最近的途徑，也就是皮膚，將毒素直接排出。

三、乾癬所排出來的皮屑，可能是身體因應經絡不通，無法從正常通道排除垃圾，大多數乾癬出現的部位都不會出汗，更支持了這個觀點。只能另闢通道，從皮膚上以加速細胞生長及死亡的速度，來排除毒素或垃圾。

仔細分析乾癬患者的生活，發現這位親友長期使用染髮劑和頭髮定型劑，推測可能是頭部乾癬的成因。除了頭部以外，他身上的乾癬主要長在大腸經、心經、脾經、腎經和膽經附近，有可能是染髮劑殘留的毒素從頭上經由經絡流到身上，也可能是身體在排除殘留的食品化學添加劑。

◆——對症調理，改變生活作息是解決之道

針對這些可能的原因，我擬定了調理的策略和方案。

一、**調整生活作息，養足氣血能量**。身體進行排垃圾或排毒，首先要有充足的能量。

二、**避免新病因的生成**。如果每天仍然有源源不絕的毒素進入身體，即使把昨天以前的毒素全都排除了，今天又創造了明天的疾病，永遠也排不乾淨。大多數的慢性病患者，生活中可能都存在著某種不斷創造病因的行為，而改變這些行為正是調理的首要步驟。

三、**每天按摩膀胱經，把排泄通道清乾淨，保持經絡的暢通**。然後耐心等身體把已經存在體內的垃圾排除乾淨，這個病就有可能痊癒。由於毒素是長年累月積存下來的，去除時也必定曠日費時，不能期待幾天或幾星期就痊癒。正如中醫所說的「去病如抽絲」，這種調理在開始時就要做好長期抗戰的準備，症狀改善的觀察以月為單位，期待痊癒的時間則以年為單位。

在調理的執行方法方面，首先是嚴格要求養成良好的生活作息，從此不再使用任何染髮劑和頭髮定型劑，同時也不再喝任何含有化學添加劑的飲料，包括各種可樂、瓶裝或罐裝的果汁，喝咖啡不加人工奶精，盡量不吃加工食物。現在市售的各種飲料和加工

食品，可能都含有大量化學合成的添加物，停止食用這些東西，可以盡可能減少化學毒素侵入身體的機會。

本書所介紹的居家按摩活動，就是從這個案例中發展出來的。我要求他每天梳頭、推背，並做簡易的心包經按摩。持續大約一個月後，雖然症狀沒有任何變化，但是沒有再發現新的病灶，原來的病灶也沒有擴大。這是個不錯的開始。因為在從事按摩活動之前，他的病灶會不斷增加和擴大，顯然這個方法已初步達到控制病情的作用。六個月之後，他身上的乾癬開始一個一個變小、消失；一年後所有乾癬全都不見了，只剩下頭部還有病灶。再經過半年，頭部的乾癬也全部消失了。

◆——調理之道在於耐心與信心

這個案例在前六個月是最難熬的階段，患者在六個月內沒見到任何進展，信心早就喪失了。在不斷地解釋我的分析和理論，告知沒有其他更好的方法之後，患者只好勉強接受，抱著死馬當活馬醫的心態配合，但情緒始終都很低落。

這是可以理解的正常反應。直到身上的病灶開始消失，病人仍然不放心，當時正值夏天，他還是擔心冬天會再復發。到了冬天，發現不但沒有復發，頭部病灶也開始出現好轉，前期掉落的頭髮慢慢長回來了，這時病人才終於有了信心，相信這個方法可以改善他的問題，積極的配合調理。由於過程中沒有任何藥物侵入身體，用的都是物理療法，就算不能讓疾病完全斷根，至少也能用這個方法消除病灶。

頭部的病灶變化最慢，持續耐心的梳頭，一年後頭頂的病灶才逐漸消失。再過三個月兩側膽經上的病灶也消失了。最後只剩後腦還有一小片留存下來，但病情已經緩解很多。似乎往後梳頭的動作把前方的毒素擠到後腦，所有的病灶全都在兩條膀胱經和督脈上，因此，顯然經絡在排毒過程中是很重要的通道，病情的變化和經絡有密切關係。

長期梳頭不但使皮膚上的乾癬得到改善，同時清除了大部分頭皮底下經絡層的垃圾，使頭髮的毛囊重新吸收到了營養，掉髮部位很快就長出新的頭髮。掉落的是白髮，長出的全都是黑髮，不知不覺間後腦的白髮少了很多，本來很細的頭髮變粗了，乾枯的髮質也變得有點油光潤滑了。

調理的方法雖然簡單，但是透過每天不間斷的經絡按摩，長時間累積下來，出現令人驚訝的效果。這種調養方法有兩個好處：第一個好處是花費很省，只有按摩油和梳子的消耗（每個月大約會用掉一瓶按摩油，七個月會梳壞一把梳子）；第二個好處是沒有風險，梳頭和推背都是很溫和的按摩手段，沒有任何侵入或傷害性，除了能有效改善乾癬，對整體健康也有很大的益處。

沒有使用任何藥物壓制病灶，是最接近自然的痊癒手段，復發的機會必定很少。這個案例的成功，說明開始時對這個疾病的分析可能是正確的——**乾癬只是身體排除化學毒素的一種現象**。

這個案例的調理方法很簡單，沒有使用任何內服藥物，極為安全且效果明確，人人可以自己在家中做。雖然有這個成功的案例，但是畢竟案例過少，乾癬的原因可能也並不完全相同。一個案例的成功，不表示這個方法就能夠對付所有的乾癬，寫出來只是分享這個成功經驗，提供給有類似疾病的讀者參考。

chapter 08

痛風的水腫現象不是病

一個朋友提到他的左腳拇趾痛風經常發作，這種現象是尿酸結晶長期積存在關節組織所造成。我建議他大量服用一種以抗氧化劑著稱的保健食品，服用的當天患處很快出現水腫。過去他也曾出現水腫，每次都到醫院治療，服藥後很快就消腫，但這種治療方式無法排除尿酸結晶。隨著時間的推移，尿酸結晶愈積愈多，最終使他的腳拇趾幾乎腫了兩倍大，平時穿鞋患處就會痛，最愛的籃球也無法再打，苦不堪言。

◆——以體液溶解尿酸結晶的假設

我建議他在患處腫起來的當天做些經絡調理，例如居家按摩法中的推背和按摩心包經，然後早點上床睡覺。

第二天繼續服用大量含有抗氧化劑的保健食品，做相同的經絡調理，並且維持良好的睡眠，盡可能不去挪動腫脹的那條腿，避免尿酸結晶尖銳的表面割傷身體組織，造成發炎。持續到第五天，水腫消除了。

第六天繼續服用大量抗氧化劑，當天患處又出現新一輪的水腫，再依著前一次相同的方式應對。不斷重複「創造水腫，自然消腫」的過程，一點一點的溶解尿酸結晶，再排出體外。五個星期之後，腫大的腳拇趾回復到正常模樣，多年積存下來的尿酸結晶都被排除了。

雖然腳拇趾積存多年的尿酸結晶都清除了，但是他並沒有停止這種調理方式，身體其他部位又出現較小規模的水腫和消腫過程，似乎是要把積存在各個角落裡的尿酸結晶都排乾淨。

自此，困擾了他很多年的痼疾，終於找到對付方法。這是另一個典型「充分發揮身體自癒機制」的調理方法。

由於這個朋友的成功案例，我把這個方法教給另外幾個有相同困擾的朋友。有些朋友相信這個理論，用同樣方法改善了多年痼疾；也有朋友不能接受水腫是身體自癒機制蓄意造成的假設，堅信身體沒有這麼高的智能，還是習慣接受醫生的療法，繼續忍受結晶不斷累積。

◆——水腫非發炎，而是自癒機制的啟動

在現代醫學中，痛風患者出現的水腫，通常會被認定是發炎症狀，水腫被定義為疾病的本體。實際的情形並非如此，痛風是骨關節中積存了尿酸結晶，尖銳的結晶割傷了周圍組織造成疼痛。當身體的能量足夠時，即會啟動自癒機制，處理這個問題。

要解決尿酸結晶的問題，最好的自癒方案就是將之排出體外。身體內部除了消化道中的固態垃圾有機會直接從肛門以固態形式排出體外，存在於組織中的固態垃圾只有被溶化成液態，才有機會藉由體液和血液進行輸送，最終從汗液或尿液排出體外。

因此，當身體有能力清除這些尿酸結晶時，首先會在結晶周圍充水（體液），所以會有水腫的現象。這些體液必須停留在結晶周圍一段時間，把尿酸結晶表層的一部分溶解，再隨著體液進入靜脈血管，由血液將之運走。也就是**身體自癒機制清除尿酸結晶的第一道程序，是先在尿酸結晶周圍創造出水腫的環境，讓積存的尿酸結晶有機會溶解成液態**。

由於現代醫學將水腫定義為發炎，治療的目標在於盡快消除水腫，於是用藥快速消除患處的體液，這時尿酸結晶來不及溶解，自然無法排除。這種治療方法也許能快速消除水腫造成的不適，但是對身體卻沒有真正的好處，反而中斷了身體自癒機制的進行。

從這個例子來看，對於「水腫」的定義，應該從「發炎」修正為「自癒現象」，就像皮膚受傷伴隨的紅腫和發癢，是康復過程中無法避免的現象。

造成水腫的「水分」，是溶解身體中固態結晶的必要物質，水腫則是必要的步驟，消除水腫不應該成為治療的目標。如果患者在出現水腫時仍然繼續活動，使尖銳的尿酸結晶不斷的割傷周圍組織，確實很容易變成真的發炎，因此讓患處保持不動是非常重要的。但當「水腫」被定義成「發炎」時，治療就走錯了方向，所發生的成本自然都成了資源的浪費。

以消腫為目標的治療，由於沒有消除尿酸結晶，當患者休息夠了，身體有了足夠的能量，就會再次啟動新一輪的自癒機制，再度創造新的水腫。醫生很容易判定為「又發病了」。不斷的重複這個錯誤過程，這個病就成了長期的慢性病，累積下來所浪費的醫療成本非常可觀。

而且經過反覆的治療，尿酸結晶不但沒有減小，反而不斷的增大。當結晶大到病人難以忍受時，只好以昂貴的外科手術切除。外科手術之後，尿酸結晶仍然沒有停止繼續累積，過些年又成為新的結晶。病人本來可以在一兩個月內由身體自癒機制自行康復的小毛病，在疾病的錯誤定義下施行錯誤的治療方法，可能使這個病成為病人終身無法克服的痼疾，不但浪費了大量的醫療資源，也使病人承受不必要的極大痛苦。

依照經濟能力選擇適合自己的調理方法

在這個例子中，我建議使用的抗氧化劑通常都不屬於藥物，而是營養補充品，目的在於提升身體的能力，加快自癒機制的啟動和完成。畢竟在自癒機制的運行過程中，病人會感受到相當程度的疼痛和不適，因此整個運行過程愈快愈好。

對於不想有額外花費的人，只要依著書中介紹的一式三招——早睡、敲膽經、按摩心包經，身體也有機會在較長的一段時間之後啟動自癒機制。只要正確的認知水腫不是「發病」，而是「自癒機制的啟動」，同樣有機會將疾病去除。明白了這些方法之後，患者可以依照自己的經濟條件，選擇適合自己的調理方法。

chapter 09

改善毛囊環境，白髮變黑，新髮再生

前面所述的乾癬案例，調理到後期就剩下頭皮屑的問題，和正常頭皮屑過多的情形非常近似。隨著梳頭活動的持續，使頭皮下的經絡層恢復清運垃圾的機能，身體不再需要透過細胞快速增生排除積累的垃圾，頭皮屑逐漸減少，最終完全消失。因此，**梳頭可能也是去除頭皮屑最有效的方法**。原來頭皮屑也是頭部皮膚排泄垃圾的一種形式，頭部乾癬只是有更大量的垃圾需要排除所產生的現象。

頭髮的再生是乾癬調理過程的意外收穫。在開始調理之前，頭皮摸起來軟軟的，像是頭皮下有一層軟墊，猜測可能下面堆了不少垃圾和化學毒素。隨著梳頭動作進行頭皮按摩，頭皮下的垃圾逐漸由膀胱經運走，頭皮慢慢變薄。當病灶消失時，不但外部皮膚恢復了健康，頭皮下阻礙養分供給的垃圾也被清除了，髮根毛囊再度得到充足的養分供應，不但停止掉髮，過去頭髮掉落的部位也重新長出新髮。

而且由於經絡通暢，頭髮的養分供應充足，長出的頭髮很多是黑色的。但是如果膽功能不好，長出來的可能仍然是白髮。接下來在梳頭時，持續還有一些掉髮，掉落的多數是白髮。也許依著這個方法繼續做，一段時間之後，其他的白髮還有機會變成黑髮，這完全是意外的收穫。

梳頭的按摩改善了髮根毛囊的營養供應，因此除了改善頭皮屑和白髮之外，髮質太細、分叉、太乾或太油等問題，也都在長期梳頭的活動之中逐一改善。梳頭果然是中國老祖宗行之千年的護髮良方，可以解決大多數頭髮的煩惱。

◆— 長期調養，再生華髮

根據統計，成人頭髮的直徑大多數介於0.05～0.15mm之間，平均在0.08mm。我從年輕時就發現自己頭髮比別人細，大學時還用工程專用的卡尺量過，多數在0.05～0.06mm之間。學了中醫之後，才明白這是腎虛的症狀。從大學開始，我就很少在十二點之前上床，腎虛是必然的。

三十五歲前後，每天早上起床，枕頭上總是留下了不少頭髮。當時我試著在飲食中找原因，從來沒想過其他的可能因素。曾經以為是味精吃多的結果，但忌食味精之後，頭髮仍然繼續掉。實在找不到原因，就把這件事放了下來，任由頭髮一點一點的掉。從剛開始頭頂後方看得到頭皮，慢慢的形成圓形禿，然後圓形逐漸擴大成長條形，五十多歲時整個頭頂都禿了，只剩下額頭上方還留下稀疏的一小撮頭髮。

報紙上曾登載一個因為頭皮太厚造成掉髮的實例：

> 十八歲的小玲近半年來頭髮掉得厲害。醫師檢查發現，她的頭皮比一般人軟且厚，不僅用手可以輕易抓起頭皮，把她的頭皮壓下去時，就像是壓在「果凍」、「布丁」上。經核磁共振測量，小玲的頭皮厚度達正常人的兩倍以上。原來她罹患的是罕見的「脂腫性脫髮」，這也是她近來掉髮的原因。（節錄自〈自由時報電子報〉2011.11.25）
>
> 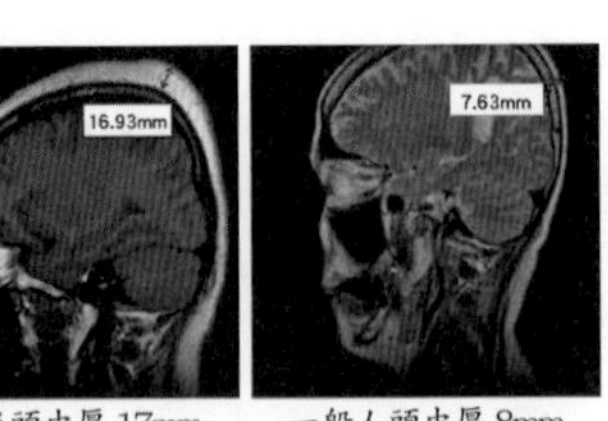
>
>
> 病患頭皮厚 17mm　一般人頭皮厚 8mm
>
> • 從透視圖中可清楚看見患者（左）的頭皮比一般人（右）厚。（圖片由長庚醫院提供）

許多人都有頭皮太厚的現象，正常的情形用指甲壓頭皮時，應該是硬硬的感覺，頭皮下不該有太厚的脂肪。但是經常洗頭不吹乾的人，會因為寒氣的堆積使得頭皮逐漸變厚，形成一層軟軟的皮下垃圾。這是我所知自己掉髮的原因之一。另外，經常染髮或使用定型劑，其中的化學成分也可能堆積在頭皮下，形成厚厚的頭皮。

頭皮下是體液流通的通道，頭髮的毛囊從這些通道吸收營養。如果通道裡充斥了大量的垃圾（如左圖，深灰色中圈代表前述的寒氣物質或化學毒素），會阻礙毛囊吸收養分，而缺乏養分的毛囊自然不容易留住頭髮，就會出現掉髮的問題，有些白髮也是頭髮中缺乏某些物質的結果。

循著經絡方向梳頭，可以疏導皮下的垃圾，使其循著經絡流動，頭皮下的寒氣垃圾及化學毒素有機會循經絡方向逐漸排除，而使頭皮慢慢變薄。頭髮毛囊周圍的環境改善之後，營養供給得以順利到達毛囊，掉髮和白髮的問題就可以得到改善。

我的個人經驗是頭皮上原本確實有一層軟軟的組織，當我恢復正常睡眠及養生活動，然後配合每天的梳頭，在頭皮上塗抹具有活血化瘀效果的中藥油，經過一年的努力和不斷的嘗試，即使已年過六十歲，頭頂仍

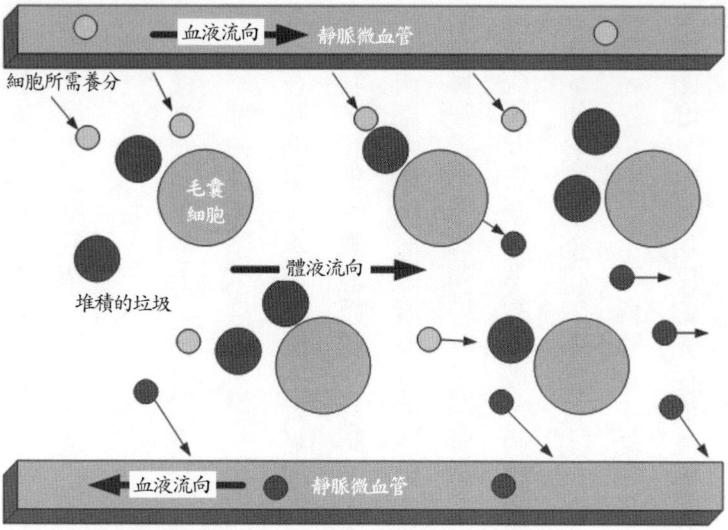

• 充塞了垃圾的頭皮下毛囊細胞環境。

然長出新的頭髮。在這之前，我曾經試過各種方法都不見效，沒想到最終發現長出頭髮的方法居然這麼簡單。不過在這十多年中，長期保持良好的作息，也是長出頭髮的重要因素。

從禿頭到頭髮再生是個漫長的過程，當氣血回升到理想的程度，臉色開始出現紅潤，臉部色澤由暗沉逐漸變白時，再配合梳頭與推背，才有機會長出新的頭髮。

在我的第一本書中提過養氣血的一式三招：睡眠、敲膽經和按摩心包經。有網友寫信給我，說他敲膽經已經一段時間，身體卻沒有什麼進展。再詳細問他的睡眠，知道他每天十二點才睡覺，沒有好的睡眠，敲膽經的功效自然就大打折扣。同樣的，沒有先把氣血養好，光是梳頭仍長不出頭髮。

梳頭清除頭皮下的垃圾，過段時間頭皮下的軟墊不見了，恢復成硬硬的感覺，頭頂本來光得發亮的部位，開始長出一些細細的汗毛，這些汗毛就像體毛一樣，色澤很淡很細，總是短短的，不會變長；維持了半年多才開始變粗，然後慢慢變長，就成了新長出來的頭髮。生長順序會先從最後掉髮的部位開始長出頭髮，再依序一部分一部分的慢慢長出來。

◆——調理趁早，可避免掉髮早禿

對於剛開始掉髮的朋友，如果能調整生活作息、洗頭後立即吹乾頭髮、不染髮、盡可能少用定型劑，加上每天循著經絡的方向梳頭，掉髮問題就有機會很快得到改善，已經掉的頭髮也有機會再長出來。

如果在發覺大量掉髮時就開始梳頭，持續幾個月後掉髮的現象就會明顯改善，顯然停止掉髮比禿頭長髮要容易得多。只要睡眠恢復正常，排除頭皮下的垃圾，就能停止掉髮。年輕人在掉髮的初期開始調理，就不容易走到禿頭這一步。

掉髮的原因有很多種，這種方法不一定對所有狀況都適用，但是對於腎虛、乾癬、寒氣重或頭皮太厚等原因所造成的掉髮，梳頭和推背也許是最有效的改善方法。

chapter 10

哮喘的自然調理

有一個朋友從小得了哮喘，幼年時都是找西醫治療，長期使用醫生開的類固醇噴劑處方。初期噴了就能緩解症狀，因此養成依賴藥物控制的習慣。但是隨著年齡的增長，噴劑的效果愈來愈差，哮喘症狀的發作愈來愈嚴重，常常覺得吸不到空氣，晚上睡覺無法平躺，只要平躺就會吸不到空氣而無法入睡，長期以來只能坐在躺椅上睡覺。

他的皮膚白皙、胸腔寬闊，顯然是肺實的體質。也因為從小肺氣就不弱，但是長期以來受了寒，都用西藥壓制在體內，使體內寒氣愈積愈多，和肺氣形成對峙狀態。檢查他的身體，發現他的背部特別厚，顯然膀胱經嚴重堵塞。幫他按摩時，發現左側肝腧穴有一個突起的疙瘩。

我建議他必須注意保暖，感冒時不能再用西藥壓制，改用中藥調理，加上多休息，讓身體有機會把積存的寒氣一點一點的排出去。然後每天由家人幫忙推背，特別是肝腧穴的位置要加強按摩。另外，必須控制自己的情緒，不能發急，盡可能不要生氣，再搭配適量的運動，逐漸增大肺活量。

當這個調理方案進行一段時間後，他開始頻繁地出現感冒症狀。此時就多喝些薑茶，多睡覺，繼續背部和手部心包經及肺經的按摩。在按摩六個月之後，他的背部少掉了厚厚的一層肉，可以明顯看出體型輕盈許多，本來略微駝起的背部自然伸直了，肝腧穴的疙瘩也變小了。

這段期間只有在開始時發過兩次哮喘，但只要按摩腎經及心包經，加上背部按摩就能緩解。隨著背部變薄的過程，呼吸困難的現象逐漸改善，一年之後就不再出現哮喘的症狀。據觀察，他背部那些垃圾除了一部分從膀胱經排掉之外，可能有一部分寒氣是在他頻繁的感冒中逐漸排出。

經過一年多的調養，這位朋友的肺活量明顯增大，已能做稍微激烈點的運動；無法平躺睡覺的問題也得到改善，已經能夠和平常人一樣躺著入睡。這個案例的調理過程，完全沒有依賴藥物，但卻能控制哮喘症狀，而且非常成功。

chapter 11

探心理病因：堆積在人體的情緒垃圾

疾病的原因有生理因素，還有心理因素，也就是各種負面情緒。除了情緒發作當下的傷害外，往往會產生情緒垃圾，堆積在人體內，於是形成疾病。例如怒傷肝，肝傷了更易怒，這是中醫對憤怒情緒的理解。也就是每次的情緒發洩都會使身體出現變化，從此情緒更容易波動，有點像物理學中的慣性，因此我稱之為「情緒慣性」。

憤怒是最常見的一種情緒，所造成的傷害也最容易觀察到。憤怒的情緒慣性會隨著每一次的發洩加大，而愈來愈大的憤怒情緒慣性，會使人愈來愈易怒，而且怒氣的程度愈趨暴烈。

同樣情形也會出現在「思」的情緒上，也就是憂鬱的情緒。這種情緒從實務上觀察和生悶氣非常近似，像是一種壓抑的憤怒情緒。單純發作的憤怒情緒傷的是肝，而憂鬱或壓抑憤怒的情緒，不但傷肝也傷脾。

每一次的情緒發洩都會使情緒慣性增大，這說明情緒發洩會在生理上留下一些東西，我稱之為「情緒垃圾」。情緒垃圾在傳統中醫古籍稱為肝膽濁氣，也就是憤怒會產生肝膽濁氣，或許「生氣」一詞就是從這個概念而來。然而「肝膽濁氣」這個名詞過於抽象，因此用情緒垃圾來代替，可能讀者會更容易理解。

◆──會癢的小水泡

情緒慣性顯然會隨著身體內部累積情緒垃圾的增加而增大。根據經驗，情緒垃圾在人體內部會以氣體和液體兩種形式儲存，氣體形式的情緒垃圾有時會透過打嗝或放屁，直接從口腔或肛門排出。有些氣體形式的情緒垃圾會隨著憤怒時的氣往上衝，積存在頭頂，嚴重時會使頭頂變形，形成頭頂中線上一條突起的稜線。從正面看頭形頂端尖尖的，有這種頭形的人，不是長期承受很大的壓力，就是經常生悶氣。

液態的情緒垃圾也會自然排泄，比較常見的是出現在右手的小水泡。長出這種小水泡會非常癢，很難用藥水止癢，常常因為抓破形成炎症。炎症也會形成癢的感覺，讓人很難分辨是原始小水泡形成的癢，還是皮膚發炎形成的癢。由於這種小水泡是用水來承載無形的情緒垃圾，只要利用氣功概念的甩手或意念排除無形的垃圾，就可以很快消除癢的感覺。

排除手上情緒垃圾的方法有兩種，這是我無意間嘗試出來的方法，曾經介紹給朋友使用都非常有效。

第一種是甩手，即用力向地下甩手，集中注意力想像把手上那些小水泡甩到地底下去。我的經驗是甩手十次，大約十至二十分鐘後就不癢了。比較嚴重時，可能要重複做很多次才能見效。如果小水泡已經抓破，呈現發炎的紅暈，仍然會有發炎形成的癢，這時就要塗上消毒殺菌的藥水或藥膏，等第二天炎症退去就不癢了。

第二種是用修練氣功的方法，集中意念想像把手上的小水泡往指尖方向移動然後排出。我的經驗是用意念想個五至十分鐘就不覺得癢，一兩天後脫層皮就沒事了。

第一次用這個方法去除困擾我幾個月的小水泡時，我簡直無法相信居然這麼簡單就能去除。奇妙的是，無論甩手或用意念都沒有改變小水泡的物質狀態，小水泡一個也沒少，裡面的水也沒消失，但是卻從本來的極癢變成一點都不癢。似乎只要把其中無形的垃圾去除就能止癢了。

我在研究氣場束的氣場時，發現人體的氣場運行方向是左進右出。氣從左手左腳和身體左側進入，然後從右手右腳和身體右側排出。少數對氣場很敏感又常有情緒變化的人，在用兩支氣場束調理腎經的湧泉穴幾分鐘後，右腳會出現不自主的抖動，似乎無形垃圾正不斷從右腳被排出去。

左側進來的是乾淨的氣，是一種天地間本來就存在的能量；右側出去的則是身體的無形垃圾。因此，常見的皮膚小水泡多數出現在右手，而如果是對氣感比較敏感，或是修練氣功者，右手會很容易有氣脹滿的感覺。修練氣功的人，經常習慣將氣納入丹田守住，所以在做氣場束時，也很容易出現右手或右腳脹滿氣的情形。這時告知要讓右側的氣往外排出，手腳脹氣的感覺很快就消失了。我給修習氣功朋友的建議是，每天練氣時可以做幾分鐘左進右出氣的運行，把體內潛藏的情緒垃圾從右手和右腳的經絡排出去，會讓整個人感覺更輕鬆。

也有少數人會在左手出現這種小水泡，但一般都是推拿師或修練氣功的人。由於人和人之間氣的流動規律，就像水會從高處往低處流一樣，氣也會從氣血較高的人身上往氣血較低的人身上流動。如果推拿師的氣場能量較被推拿者高，客人身上排出的氣不會流進推拿師身上；但如果推拿師的氣場能量低於客人，則客人身上排出的氣（無形垃圾）就有可能進入推拿師身上。若是氣血較高的客人有很多的情緒，這些外來的情緒垃圾就有可能在推拿師的左手產生小水泡。而通常年齡愈小的兒童，氣總是比成年人高，所以常見推拿師在為情緒很多的兒童推拿後，經過一兩天左手就出現小水泡。

另外還有一種情形，修練氣功的人左手可能形成小水泡。如果修練場所的氣場不是很好，也可能會使外界不淨的氣進入身體，而在左手形成小水泡。這兩種情形都能用甩手或意念的方法將無形的垃圾排出。

我會建議從事推拿工作的朋友們，在每次按摩客人後，除了洗手之外，最好兩手都做甩手的動作，想像把手上殘留的垃圾甩到地底，清除掉那些無形的垃圾，這樣就能避免將客人身上的氣引到自己身上，造成不必要的麻煩。但根本之道還是要注意生活作息，把氣血往上提升，氣血愈高就愈不容易受外界影響。

◆——脊椎側彎與膀胱經上的情緒垃圾

液體形式的情緒垃圾除了可能從右手排出，也可能儲存在肝膽的經絡中，隨著經絡中氣和體液的流動，這些液體的情緒垃圾有一部分會流到膀胱經，最後積存在膀胱經的肝腧穴上，形成肝腧穴上的疙瘩。當肝腧穴的情緒垃圾堆積過多時，會由於重力因素往下流動，堆積在肝腧穴到膀胱腧穴一段的膀胱經上。

這種情緒垃圾的堆積，只會堆在左右兩條膀胱經其中的一條，形成兩側肌肉的不均匀，後腰肌肉因而出現一邊高一邊低、一邊硬一邊軟的不均衡現象，而身體左右兩側不均衡的肌肉，會在脊椎產生左右不平衡的拉力，長期下來會把整個脊椎拉彎，形成脊椎側彎的問題。

我懷疑可能有很大比例的脊椎側彎，是這類型情緒垃圾的堆積所造成。這種情形的脊椎側彎，如果利用外力進行脊椎校正，雖然可以暫時使脊椎回復正常，但是不平衡的肌肉拉力仍然存在，脊椎很快又會回到校正前的側彎狀態。只有先解決不均衡的肌肉問題，等兩側的肌肉回復平衡，可能不需要校正，左右均衡的肌肉拉力就會自行把脊椎拉回正常的位置。

在居家簡易按摩中的推背按摩法，是對付這種肌肉不平衡的理想手段。通過每天不間斷的背部按摩，會使兩側肌肉的不均衡逐漸改善，同時也把積存在膀胱經的情緒垃圾，隨著體液一點一點的排出體外，減輕情緒慣性。如果能再配合修身養性，逐漸減少發怒次數，就能減少未來罹患疾病的機會。

從兩側肌肉差異的程度可以觀察出一個人發怒的形式。常生悶氣的人，兩側肌肉的差異最大。怒氣對身體的傷害和發怒程度及持續的時間成正比。悶氣由於無從發洩，通常會持續很長的時間，因此傷害性特別大，兩側後腰肌肉的差異也跟著變大，這種情形脊椎側彎也特別嚴重。

經驗中這類型的人如果到醫院做肝臟超音波掃描，在肝臟中查出血管瘤存在的可能性很大。中國人常說生氣會氣得吐血，實際上嚴重的大怒可能會造成肝臟內出血，因而形成血管瘤。

大部分的人被檢查出肝臟裡有血管瘤，第一個想法是「如何將之去除」，也常常有朋友如此問我。但我們要知道，身體的自癒系統在處理問題時，一定先從對生命危害較嚴重的問題著手。由於肝臟的血管瘤不會對生命造成威脅，在身體自癒機制優先順序中被排在很後面的位置，使得這些血管瘤不易消失。我們其實要做的不是使這些血管瘤消失，而是如何盡量減少新的血管瘤生成。

這種背後不均衡的肌肉是從肝腧穴的疙瘩開始。肝腧穴的疙瘩，多是常常發急或生氣，使身體產生大量的肝膽濁氣，充斥在肝膽的經絡中，循著經絡最終積下來的。面對這個問題，除了按摩之外，必須同時搭配性格的調整。唯有減少生氣造成的傷害，才有機會真正改善。如果每天按摩肝腧穴，卻還是經常發脾氣、發急，不斷製造新的肝膽濁氣，舊的還沒去，新的又來了，那疙瘩永遠也去不掉，肝臟的血管瘤會愈來愈多。

肝腧穴出現疙瘩的比例是整條膀胱經中最常見的，尤其常在哮喘、胃潰瘍、十二指腸潰瘍、便秘、癌症、高血壓等慢性病患者的肝腧穴上發現。某些慢性病患者，如哮喘和胃潰瘍，在肝腧穴的疙瘩消失後，發病次數也跟著減少很多。

怒氣是背後肌肉不均衡最主要原因之一，多數人最常生氣的對象是家人，特別是夫妻之間。夫妻最好能每天互相按摩背部的膀胱經，檢驗對方被自己氣成什麼樣子。自己造成的問題，自己解決。生氣對身體的傷害，可以很具體的用手感覺到。夫妻之間，把對方氣出病來，實際上是給自己找了個大麻煩，每天按摩不但費勁，還不一定能解決造成的傷害。瞭解這個道理後，再進行相互按摩，不但能改善彼此的健康，也有助於改善夫妻的互動關係。生氣常常是雙方的問題，只要有一方要求特別高，就很容易生氣，這才是問題根源。因此，當背部肌肉出現兩側不均衡時，最需要調整的是自己。

父母幫孩子按摩背部，有時也會發現孩子處於長期壓力，或者有常生悶氣的問題。在我的經驗裡，每當發現孩子的背部兩側不平衡，和他的父母溝通時，許多父母根本不知道自己的孩子有愛生悶氣的習慣。這樣的孩子長大之後，肝和胃的疾病可能困擾他一輩子。如果能在他性格塑造階段的幼年時期就發現問題，就可以及早用不同的教育和互動方式，調整孩子的性格，減輕孩子未來承受的疾病痛苦。

雖然孩子性格的形成有一部分是天生的，但是也有一部分是父母和孩子互動方式形成的。例如有些強勢的父母主導了孩子的各種事務，總認為孩子不懂，做不出好的決定，孩子有什麼意見或出現挫折抱怨時，總是被父母壓制而無法表達，更嚴重還會招來一頓批評，久而久之，孩子不滿的情緒只能藏在心裡。在這種環境下長大的孩子，就很容易出現背後兩側肌肉不平衡的現象和便秘問題。

我接觸過許多朋友的孩子，都會習慣性摸摸他們的後腰和頭頂。常生氣的人，除了後腰的肌肉不均衡之外，頭頂督脈也會出現一條突起的稜線。這種稜線常見於長期承受壓力或脾氣急躁的成人頭上，但有時也會在某些孩子頭上出現。

這種孩子多半很聰明，思慮較多，是善解人意的善良孩子，他們會把許多難處都自己承受，頭頂長期承受怒氣的壓力，久而久之就變形了。似乎總是父母愈優秀，孩子出現這種狀況的比例愈高，顯然面對這些優秀的父母，孩子承受很大的壓力。身體不會騙人，它會忠實反應孩子的心理狀態。

中國人很喜歡講「別讓孩子輸在起跑線上」，從小就為孩子安排各式各樣的學習課程，不管孩子喜不喜歡，都必須接受父母的安排，結果孩子可能很長時間都處於不開心甚至生悶氣的狀態，種下日後慢性病的病根。這樣的孩子長大成人之後，擁有的可能是長期處於病痛的人生，就算有成功的事業成就，最終仍是一個滿盤皆輸的結局。

chapter 12

心病還需心藥醫

接觸過許多癌症病患後，發現多數癌症病人都有嚴重的情緒問題，其中影響最大的是氣血能量低和情緒慣性重。

年紀大的癌症患者，氣血能量低是主要因素，情緒慣性重則是次要的因素。相反的，由於年輕人氣血能量多數都不低，因此年輕的癌症患者，情緒慣性會是主要因素。所謂年輕是指七歲以上，七歲以下的孩子罹患癌症原因似乎複雜得多，可能涉及基因或其他不明的原因，而且七歲以上的孩子開始會有類似成人的情緒。

多年以前，一個大學剛畢業的工作夥伴得了白血球過多症。她自己學習中醫，生病之前身體調養得很好，氣血很高，卻得了這個病。當時她剛失戀，一起工作的男友完全無視她的存在，另結新歡。她在醫院依正規方法進行治療，白血球過高就用化療藥劑殺白血球，殺過頭成了白血球過低，又用激素刺激肝臟提升白血球數量。過兩天白血球又過高了，再用化學藥劑殺白血球。就這麼來來回回的整了三個回合，她就走了。

分析她的狀況，能夠短期間增加數十萬個白血球，說明她的氣血很高。一般氣血不高的人生悶氣頂多在胃裡創造出潰瘍，多數沒有能力製造那麼大量的白血球。她的白血球是生悶氣產生的，加上氣血高，才會出現那麼多白血球，也許這才是真正的病因。採用化療殺白血球，或用激素增加白血球數量，都是針對結果的傷害性治療手段。後來我常在想，如果當時在使用這些治療手段之前，能針對病因做點事，也許她就不會走了。

二〇〇九年夏天，發生了一個類似的例子，讓我有機會在那些治療手段都沒有實施之前，就做了點事。結果真的如我預料，得到很好的結果，在此把這個例子分享給大家，也希望用這個成功案例告慰多年前工作夥伴在天之靈。

◆── 一位無助母親的留言

這是一個真實的例子，也是一個與情緒相關的案例。我與陳小姐是利用臉書溝通，對於孩子治療的相關事宜提供建議，在此將歷程重點整理記錄於後。希望大家看完這個故事，能更理解情緒對於身體健康的影響有多重大。

陳小姐是在二〇〇九年八月底在我的臉書上留言，她寫道：

「兒子最近經醫院診斷，判定是惡性淋巴癌，實在很難令人接受，畢竟兒子才十五歲。由於大部分的醫療決定都在我身上，我很無助，也很不知所措，擔心自己因為醫療知識不足或錯誤，而做出不對的事。想請教您，從中醫角度，我該怎樣幫助他？平時飲食、睡眠該注意什麼？這種病治癒率大嗎？為何他會得這種病？跟遺傳有關嗎？兒子的生父在他十個月大時就因小腸惡性淋巴腫瘤過世。依吳老師您的專業，能否指點我這傷心不已的母親，為孩子做些什麼，才是對他有幫助的。」

由於之前的經驗，讓我對於情緒問題極為重視，因此我回覆陳小姐時，開門見山就提到，在我見過的類似病例中，多是有很大的情緒問題。孩子的主要情緒來自於父母和他的溝通不良，如果不從情緒的問題解決，治療和營養補充品的功效都很有限。

父母的溝通有兩種可能的問題：一是父母之一太強勢，孩子面對強勢的父母時只能壓抑；二是父母之一完全不關心孩子，孩子覺得被長期忽略。這種病人最糟的是根本沒有求生意願，而當一個人沒有求生意願時，任何治療都很難發揮效用。

處理這種問題，解鈴還需繫鈴人，所以要由父母中有問題那位和孩子好好溝通。進行這種溝通時，父母只帶耳不需帶口，引導孩子把從小到大的不滿傾吐出來。在此之前，需要讓孩子真正感覺到父母溝通的誠意，以及明確感受到父母的愛。沒有安全感是許多孩子都有的問題，他們常常懷疑父母不愛他，因此會有很多行為其實是為了確認父母對他的愛。

◆──隱藏情緒壓力的孩子

「兒子個性溫和，脾氣也很好，思想很成熟，跟媽媽很談得來，媽媽雖然再嫁，但不善表達的繼父很疼愛他。」

在收到回覆後，我猜想或許這個家庭表面上看不到情緒問題，但多數這種孩子都是情緒和諧的乖小孩，看起來很懂事、很早熟，所有壓力都自己承受，是典型善解人意的孩子，但卻沒人真正明白他心裡的想法。於是我把這些想法告訴這位媽媽，接著陳小姐跟我說了另一段故事。

原來患者小學五年級就開始住校，就讀一所採軍事化管理的藝術學校。在升上國中時，確實曾經透露過壓力很大，不想繼續讀。但他成績優越，除非生重病等不可抗力的原因，如果自己想要退學是要罰款的。陳小姐表示當時沒有跟孩子深聊，以為他只是抱怨一下，沒想到竟然就真的生重病，可以休學。

如果上學真的是情緒問題的癥結，我建議家長先幫他辦退學，找一個可以放鬆、無壓力、能夠從家裡通勤上學的學校就讀，畢竟有些孩子讀寄宿學校會有被遺棄的感覺。先有一些行動讓孩子感到安心，知道父母是真的理解他、愛他，並且希望他能健康快樂，這樣才能讓他心念轉變，或許就能因此找到疾病好轉的契機。否則如果讓他覺得病好了，還要回到原來的學校，可能他會更希望一直病著。

◆──從心理癥結著手，尋找真正病因

大多數淋巴癌並沒有立即的生命危險。如果可能，盡量將化療或其他類似的重傷害療法延後，先觀察心理轉變對疾病的影響，這樣好轉的機會比較大，孩子也可以少受些不必要的苦。由於到另一家醫院檢查後，醫生並沒有判定是惡性淋巴癌，讓這家人有了時間與機會，得以從心理層面去療癒疾病。

「兒子狀況目前一切都正常，沒有任何生病不舒服的跡象。只有頸部大小兩顆腫塊，但現在腫塊用肉眼幾乎看不出來，觸覺可以感覺有一點。昨晚我也跟他確定，他不用再回那個學校讀書。他很高興。」

我見過類似疾病的孩子，如果沒有做傷害性的治療，同時擺脫原有環境，家人也配合調整，疾病便不容易惡化。只要不惡化，就沒有危險。生命是一天一天惡化才會有終期，而惡化的基本條件在於孩子對生命的期待。如果他一心期待著死亡，那很快就會實現；相反的，若是他心中充滿希望和光明面的期待，就會逐漸脫離危險。

年輕的孩子氣血高，生命不會突然結束，總是朝向下坡慢慢走到終點，因此只要把發展方向從下坡改變成上坡，就有機會改變命運。對於年輕的孩子，這種上下坡的方向幾乎完全受他們心念的影響，我當時很高興聽到他的心情改變了，心想這樣應該就趨向安全發展了。

腫瘤變小是好或壞，要看用什麼方式使它變化。一種是用醫療手段，如化療消除腫瘤；另外則是孩子情緒改變，充滿了希望和快樂，因而使腫瘤變小。後者才是從根本的原因解決問題，是最好的。

舉個例子解說應該會更清楚，像是在房間掃地，通常應該是把垃圾掃成一堆，用畚箕掃起來丟掉；但有人只希望看不到那堆垃圾，就只用電扇把垃圾吹到沙發下面或床底下，雖然看起來沒有垃圾了，但房間並沒有真正變乾淨。

消除腫瘤也一樣，若只是以「眼不見為淨」的方式治療腫瘤，對身體的本質並沒有幫助。如果為了看不到垃圾堆，更激烈地潑桶汽油把垃圾燒掉，那就可能連房子都燒了。這就像用會造成身體重大傷害的方法消除腫瘤，可能把命都給去掉一樣，那樣就真是得不償失了。

在問過孩子的意思，同時參考我的建議後，陳小姐與丈夫決定讓兒子休學一年，安排他多聽各類演講、去教會當關懷團隊志工、戶外運動等等，然後全家去一趟國外旅行。也因為這次的契機，他們開始試著開放自己，用語言與肢體擁抱等方式，直接對孩子表達愛意。

◆——十個月後的佳音

「孩子的腫瘤消失了，只需每半年回醫院定期檢查，目前狀況都很好。」

在我去信詢問孩子現況，並表達希望有機會在新書中分享這個案例時，獲知了腫瘤消失的好消息，對方也同意我將這個案例分享給大家，讓更多的家庭可以受惠。

由於在追溯許多成人慢性病的病因時，常常發現是幼年環境所造成，因此我一直想告訴父母們這方面的正確觀念。之後類似的例子我遇過幾個，陳小姐與兒子的案例是最幸運的，主要是問題很單純，只是母親與孩子之間溝通和互信出了狀況，母親並不是真的對孩子不好，而是在溝通上出現一些疏忽。所幸這位母親改變得很快，繼父也配合得很好，一個和樂溫暖的家庭是這個例子成功的最主要基礎，全家人虔誠的宗教信仰也有很大的助力。另外，孩子的問題明確且具體，一旦問題解決了，孩子心念改變，腫塊也跟著快速變化，不多久就消失了。

生命經常給人帶來很大的驚奇，心念的能量很大，可以輕易的創造出腫塊，也可以很快使之消除。

關於腫瘤，常常會有不同的醫生做出完全不同的診斷結果，這呈現了很重要的一個事實：人類對這類疾病本身的理解不夠，目前仍然束手無策，才會有這種結果。因此，每次有朋友問我這類問題，我總是建議他好好休息一段時間，換家醫院再檢查一次。從整件事的過程和結果來看，其實那個腫塊到底是不是腫瘤？惡性還是良性？並不是那麼重要，那些都是結果不是原因，找到疾病的原因才是最重要的。

曾經有一個孩子就沒這麼幸運，她的問題在於和父母的溝通有障礙，父母之間的不和由來已久，卻沒人想改善。她形容自己的父兄是同住在一個家裡的陌生人，根本不瞭解自己的父親和哥哥，而他們也從來不關心她、不瞭解她。在她知道自己得了淋巴癌時，她一點都不害怕也不傷心，反而很開心，覺得終於可以死了。和父親住在一起的她，卻不知如何和他面對面溝通，於是她把這種感覺透過書信告訴父親，但是父親只做了一點象徵性的改變，虛應故事。她一直在努力想要改變父母，真是個辛苦的孩子。

從前面兩個例子可以明白，面對這種心理因素造成的疾病，世界上沒有醫生能保證讓病人康復。只有病人自己和整個家庭一起努力改變，才有機會走出疾病的威脅，醫生只能指出病人改變的方向而已。

◆──心理與生理原為一體，不該分別觀之

現代醫學把生理的疾病細部的分科，更把心理和生理的病完全分開，由不同的醫生來治。但從所經歷過的許多例子，我慢慢瞭解各種不同疾病患者的心理特徵，而多數的慢性病幾乎都有一定的心理特徵。在這個例子中，我和母親及孩子從開始到結束，完全沒有見面，也沒有通過電話，所有的溝通就只有臉書上的留言。我對這個孩子的判斷，完全是從過去其他孩子身上總結出來的經驗，結果非常精準。

從這個例子可以說明，不但在生理上身體是一體的，不能任意分科，甚至在生理和心理上也不能分科。癌症的研究不能僅止於生理的微觀研究，還必須擴大到包括生命和家庭的身、心、靈整體研究。

許多疾病的原因在心理，生理只是反應心理問題的結果，必須從根源才有機會解決

問題，而且做起來可能比從結果下手簡單得多，病人也不需要承受那麼多的折磨。長期以來現代醫學只有解決結果的手段，沒有找尋疾病原因的方法，從根源解決問題更是遙不可及的奢談。因此，得了這類疾病，只能自求多福。

Part

3

按摩篇

提高自癒能力的
簡易按摩法

chapter 13

每日簡易按摩第一步：梳頭

梳頭是自古以來中醫養生很重要的一環，古代婦女經常以桂花油做為潤髮劑，用一種名為篦（音同「必」）子的梳子梳理頭髮。這種方法可以有效的養護頭髮，並且疏通頭部的經絡。如左頁圖示，我們的頭上共有五條經絡，督脈位於頭頂中線，兩側為膀胱經，頭部側邊有膽經通過，這五條經絡就是要利用梳頭疏通的經絡。

按摩前準備

由於頭髮的阻隔，用手不容易按摩這些經絡，所以利用梳子沿著經絡方向梳頭會有較好的效果。選擇一把合適的梳子很重要，必須軟硬適中，能壓到頭皮，但注意梳子的細枝不能刺痛頭皮，不能挑太硬或太尖銳的。

此外，梳頭時可以配合一些幫助頭皮潤滑的按摩油，或是滋潤皮膚、促進皮膚細胞再生的保養品，使梳頭的效果更好。這些油最好選擇植物提煉的，避免使用化學合成的產品，以免化學物質侵入皮膚，造成身體的傷害。

◆──按摩步驟

❶沿著頭頂督脈，從前額的髮際端往後梳，直接梳到後頸部的髮際線；也可以分兩階段，先梳頭頂，再梳後腦袋部分。每天梳一百次。

❷沿著兩條膀胱經，分別從前額的髮際端往後梳到後頸部的髮際線；也可以分兩階段，先梳頭頂，再梳後腦袋部分。兩條膀胱經同樣每天各梳一百次。

❸沿著頭部側面的膽經，從前往後、由上往下梳。每天每一側至少梳一百次。

※示範影片連結說明，請參見本書第219頁。

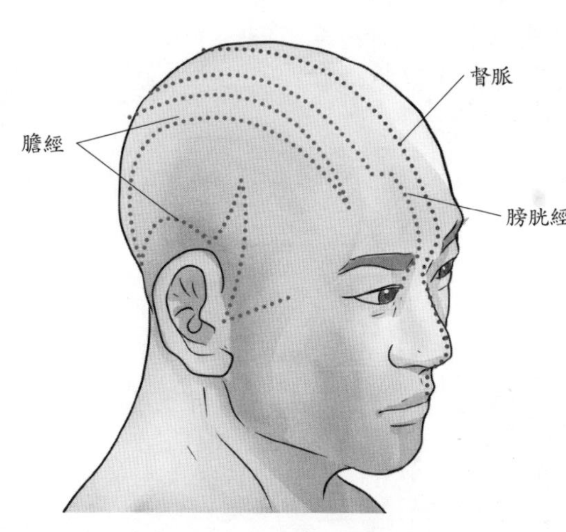

疏通經絡降眼壓

除了頭部的膀胱經外，臉面也有膀胱經通過，起點在兩眼內側眼角的睛明穴，然後沿著額頭到頭上。要疏通這部分的經絡，可以用刮痧方式由下往上刮。

當膀胱經不通暢時，無法排除眼睛裡的垃圾，會出現堵塞，很容易引起眼壓過高的問題。在奇經八脈中有一條陽蹻脈，起始於申脈穴，連接至睛明穴，再上行和膀胱經會合，止於頸後的風池穴，是改善眼壓太高及青光眼很重要的一條經絡。眼壓太高時，按壓樸參穴或申脈穴，可能會很痛，但能即刻使眼壓下降。

所以，利用額頭刮痧、梳頭及疏通背部的膀胱經，再輔以按摩腳踝下方對應眼睛的樸參穴和申脈穴，加上良好的睡眠和充分的休息，可以有效緩解眼壓的問題。

申脈

樸參

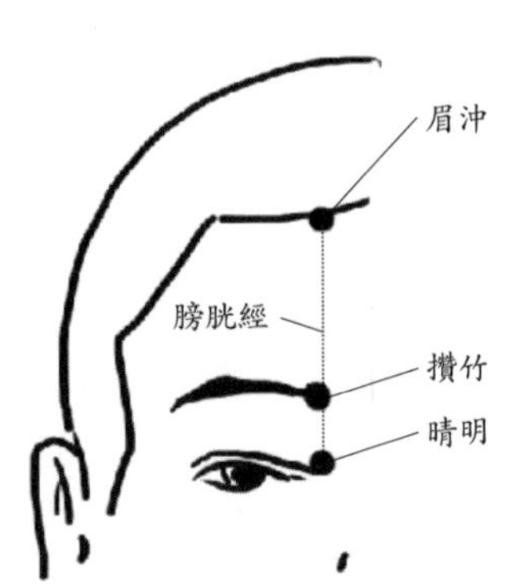

chapter 14

每日簡易按摩第二步：推背

膀胱經最重要的部分在背部，除了中線的督脈之外，兩側各有兩條膀胱經，幾乎覆蓋了整個背部的百分之八十。正如城市裡主要排水幹道都是最寬大的，膀胱經可以說是排除身體所有經絡垃圾的最後通道，自然也需要最寬大。左右兩邊靠內側的膀胱經，分布著和各個臟腑相連的腧穴，從疏通大排水溝的功能來看，這部分按摩重點在內側以腧穴為主那條膀胱經。

由於背部的膀胱經無法自己按摩，家人之間相互按摩是最理想的方式。在開始按摩之前，可以先用手指在內側的膀胱經上，從上到下輕壓滑下。如果摸到某個部位出現疙瘩（通常是硬硬厚厚的一塊，只會在身體一側的經絡出現，只要比較兩側的差異，就能很容易找到問題點），再找一張經絡圖，看看那個位置對應什麼穴位。這種疙瘩最常出現在肝腧穴，表示肝經堵塞。如果出現在心腧穴，則可能是心臟相關的經絡不通。按摩時，若遇到疙瘩的部位就多推按幾下，但這種疙瘩短時間不會消失，需要持續按摩幾個星期或幾個月，推按到逐漸變軟變小，最終才會消失。而且還必須配合生活作息及脾氣性格的調整才能生效。

通常推背時，我們會從肩頸開始，除了可以疏通頸部的膀胱經之外，還能疏通肩頸部的三焦經和大腸經；按摩到背部時，也順便疏通督脈。如果被按摩者肌肉緊繃、經絡不通，按摩後會迅速泛紅（出痧）。如果沒有出現泛紅，就表示經絡暢通，可以少推幾次。相反的，有泛紅就表示經絡不夠暢通，可以在泛紅的部位集中多推幾次。這種推拿的泛紅，幾分鐘後就會自然消失。

從來沒做過類似按摩的人，剛開始做推背按摩，可能會有痛感。中醫有云：「痛則不通。」痛感程度和經絡的通暢程度呈反比。根據經驗，開始按摩之後，隨著經絡的通暢，痛感會逐漸減輕，幾天之後就不再有疼痛的感覺。

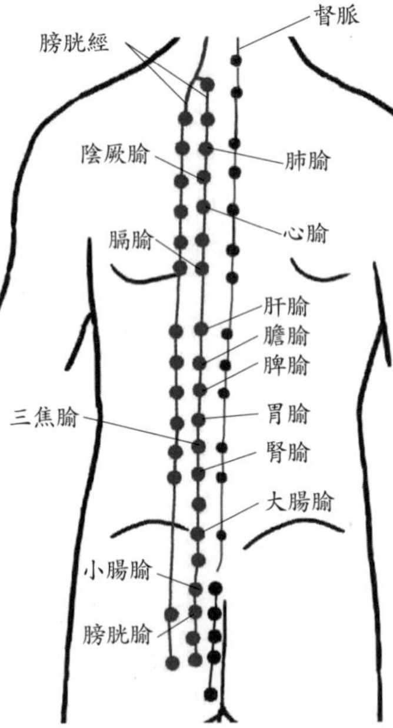

圖一：推背按摩以督脈與兩旁內側膀胱經為主，如腧穴處有疙瘩，對應穴位後，就知道哪條經絡堵塞。

按摩前準備

在按摩之前，先準備一瓶按摩油。按摩油有兩種類別，一種只是單純的潤滑作用，如凡士林；另外一種是含有活血化瘀成分的推拿油。可視自己的需求選擇。按摩背部採用姿勢是被按摩者趴在床上，按摩者朝向對方頭部上方站立。

按摩步驟

❶背部的按摩由肩頸部開始，被按摩者將頭部伸出床外（如圖二）。按摩者先在被按摩者的肩頸部塗抹推拿油，以免皮膚擦傷；然後按摩者雙手握拳，由內而外轉動腕部，按摩被按摩者的肩頸部，二十至三十次。

❷被按摩者往後退，頭部側轉趴在床上，開始按摩背部（如圖三）。同樣的，在整個背部塗抹推拿油，

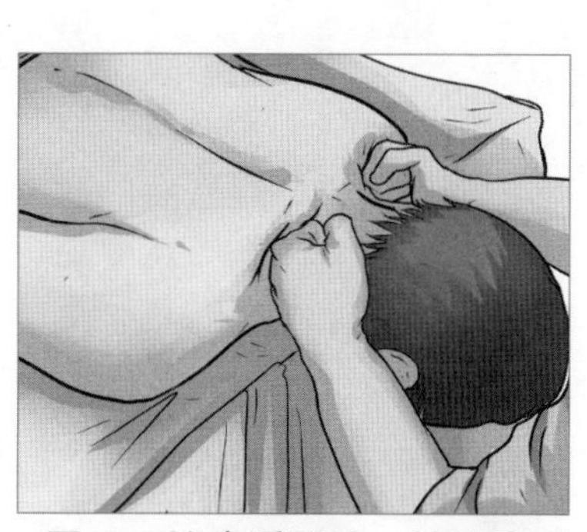

●圖二：按摩肩頸時，被按摩者頭部可以移至床外，臉部完全朝下，更方便按摩。

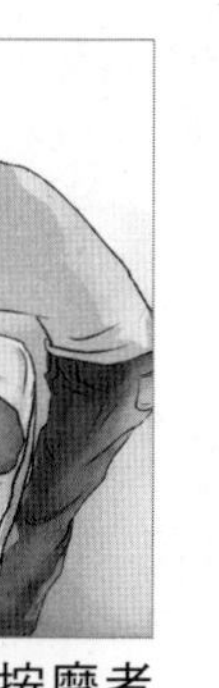

●圖三：按摩背部時，被按摩者退至床上，頭部側轉。

不需要太多。先推中間脊椎的督脈，按摩者右手（或左手）握拳，用手指關節接觸被按摩者的背部，從頸下脊椎最上方的大椎穴開始，往下推到脊椎最下方的尾椎，重複二十至三十次。

❸接著按摩者雙手握拳，和推脊椎相同的方法，分別按摩背部兩側左右各兩條膀胱經。從上方肺腧穴往下推到膀胱腧穴（髖骨上方），每條膀胱經按摩二十至三十次，同樣在出現泛紅的部位多推幾次。整個背部按摩約在十分鐘之內完成。

※示範影片連結說明，請參見本書第219頁。

中藥推拿油可幫助疏通經絡

推拿油好壞有很大差別，初期可以多試幾種中藥油。試用方法是找一天睡得不是很好或比較疲倦時，在頸後的膀胱經上塗抹推拿油，不需要按摩。如果是具有活血化瘀功能的推拿油，大約在十至二十分鐘內，經絡就會疏通，腦部供氧增加，開始打呵欠，很快地疲倦感就消失了。用這種推拿油推拿，有事半功倍的效用；沒人可以幫忙按摩時，自己塗點油在經絡上，也能達到疏通經絡、改善症狀的效果。

chapter 15

每日簡易按摩第三步：心包經按摩

在我的第一本書《人體使用手冊》中曾介紹了一式三招的養生法：早睡、敲膽經和按摩心包經。

這些按摩都是可以自己做的簡易養生活動，其中早睡和敲膽經的目的在提升氣血，氣血升高了，就能提升身體自癒機制修復身體的能力，但這時很容易使脾系統的負荷增加，進而形成脾虛的現象。而脾虛會使身體運水能力下降，造成心包積液增多，降低心臟能力，連帶其他臟腑的能力也跟著下降，所以要按摩心包經，及時改善這種狀態，使身體盡快恢復正常。

當時書中所介紹的心包經按摩法，有許多讀者反應太複雜，而且穴位不容易找，會因受挫而很難持續每天按摩。因此，特別在這本書介紹一種簡易的心包經按摩方法，可以和前述的推背一起做為每天的居家按摩。

心包經按摩可以應付各種心臟的不適，快速又方便。例如心慌、心悸或胸悶，都能用這個方法緩解。

如果整合一式三招，加上梳頭和推背，就具備了「養氣血」和「排垃圾」兩個養生活動中最重要的元素。氣血足了，經絡通了，身體自癒機制的能力自然提升，許多醫藥難以處理的問題，身體自己就能解決。

◆——按摩前準備

準備一瓶按摩油，按摩之前先塗抹在左右手臂的心包經上。因此，按摩時建議穿著短袖服裝，比較方便露出手臂。

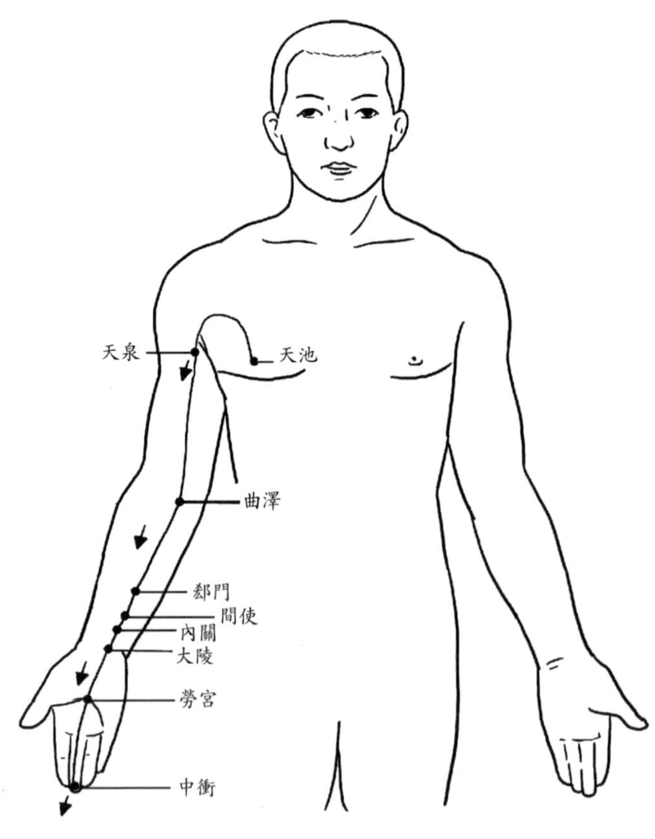

◆── **按摩步驟**

❶心包經大約在掌心面手臂的中心線，從上臂中段的天泉穴開始，用大拇指壓住天泉穴，沿著心包經往中指尖方向滑動，直到滑出中指尖為止。

❷每天左右手各做十至二十次，如果出現泛紅，說明心包經有點堵塞，就多做幾次。沒有泛紅，表示心包經通暢，就少做幾次。這種泛紅有點像輕微的出痧，很快就會消失。

※示範影片連結說明，請參見本書第219頁。

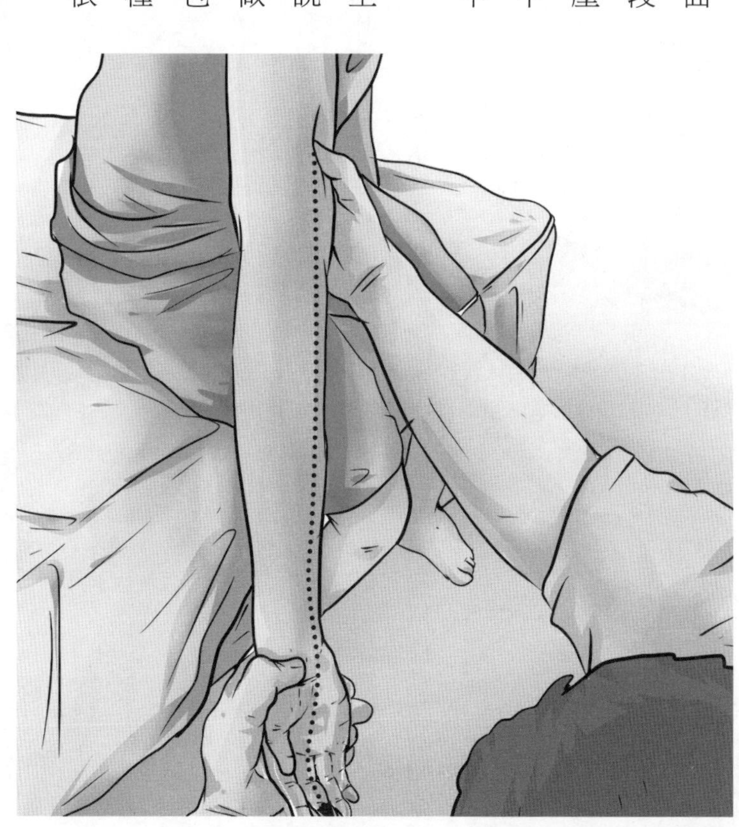

●按摩心包經時，以大拇指壓住天泉穴，然後往中指尖方向滑動。

chapter 16

每日簡易按摩第四步：其他經絡的按摩

除了每日進行梳頭、推背和心包經的簡易按摩外，我們還可以視身體狀況增加一些其他經絡的簡易按摩，例如肺虛者可做簡易的肺經按摩；過於肥胖者可以按摩膽經；常推拿手臂部分的三焦經，可舒緩肩頸不適或緊張；而腰痠背痛則只要常揉動膝蓋正後方的委中穴，自然就能紓解。

在進行推拿按摩時，最好先塗上按摩油，可幫助潤滑，避免皮膚受傷。此外，這幾款簡易按摩也適合自行操作，隨時都可以按壓。

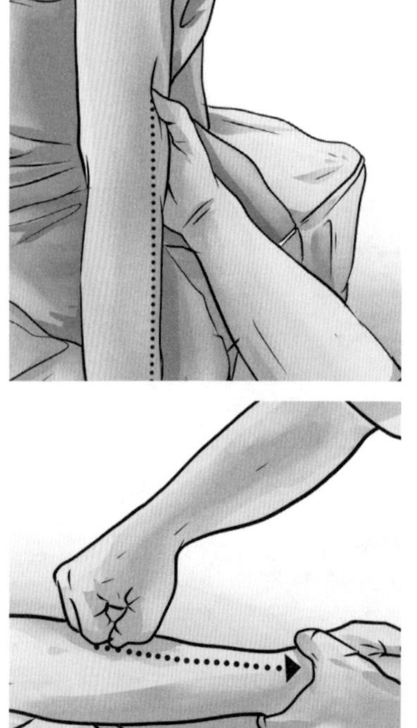

●簡易按摩的手法，一為以大拇指按著推動（如上圖），另一為握拳以指節推動（如下圖）。

簡易肺經按摩

肺經起於身體中間，經脈從腋下沿著手臂側往手指方向至拇指。簡易肺經按摩主要按摩行經下手臂部分的肺經，即手肘以下。

肺虛及患有皮膚病的人，最好能每天做。在感冒期間做這項按摩也有很大幫助。由於只在下手臂部分操作，可以由旁人協助，或者自己推拿。

◆——按摩步驟

❶將手握拳，以指節部位在經絡位置上施力，由手肘的尺澤穴開始往大拇指方向推。

❷每天做二十次。

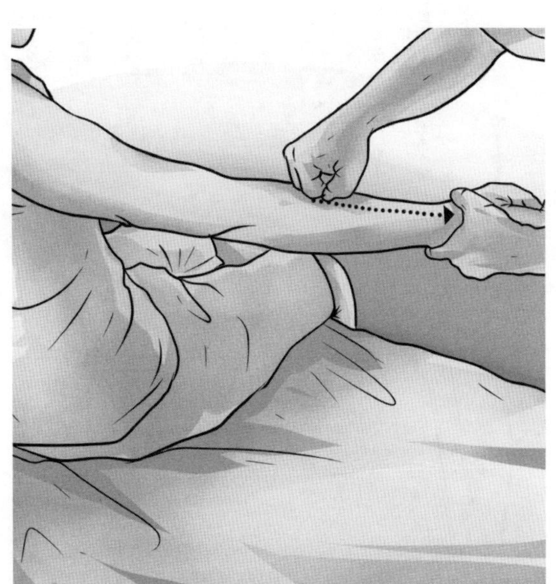

● 按摩肺經時，以指節從手肘往大拇指方向推動。

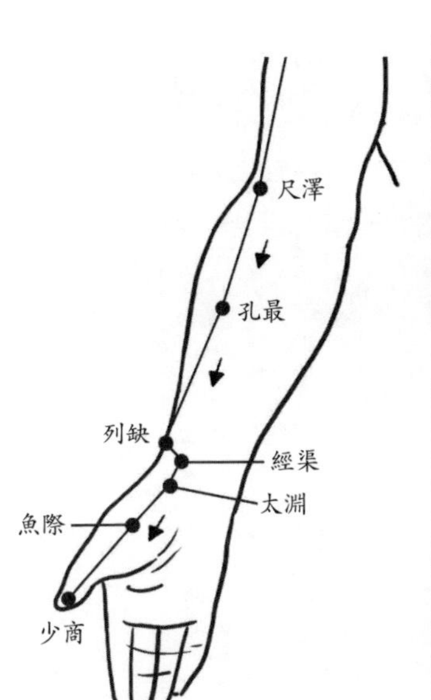

簡易膽經按摩

膽經起於眼角，結束於腳拇趾，是一條從頭循行至腳的經脈。簡易膽經按摩主要按摩行經大腿部分的膽經，而且大腿外側只有一條膽經，很容易就能按摩到，非常簡單，也可以自行按摩。

常按可以疏通膽經，將堆積在大腿外側膽經上的垃圾排出，刺激膽汁分泌，使人體能夠分解製造足夠的造血材料，血氣便能逐漸上升，改善健康狀況。

◆── 按摩步驟

❶將手握拳，以指節部位在大腿外側膽經（約在環跳穴至膝陽關穴之間）施力，自上往下推。

❷每天做二十次。

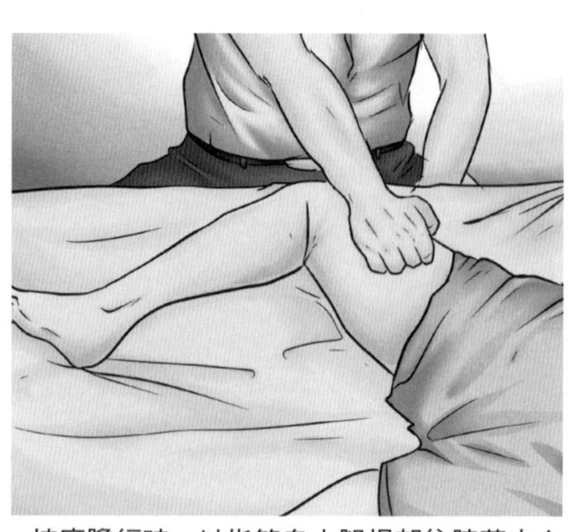

●按摩膽經時，以指節自大腿根部往膝蓋方向推動。

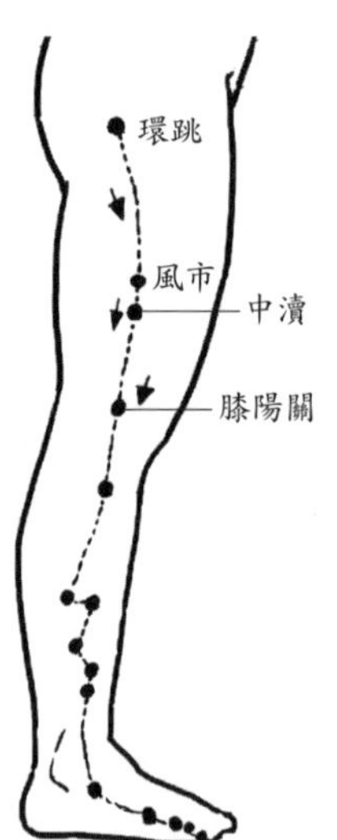

簡易三焦經按摩

三焦經起於無名指尖外端，於肩膀處分為兩支脈。一支脈進入胸部，與上焦、中焦及下焦相會；另一支脈則向上循行於頸側，最後在眼眉外側與膽經相接。

簡易三焦經按摩主要著重於手臂部分，按摩行經手臂外側中線的三焦經部位，可緩解落枕造成的不適，以及舒緩放鬆肩頸部。

◆按摩步驟

❶將手臂分成上下兩部分進行。先握拳在上臂部分（約在肩髎穴與天井穴間）以指節由上往下推，推二十次。

❷下手臂部分，則以拇指壓在天井穴，往下推按，一直滑到無名指尖關衝穴之外，重複做十次。

肩髎
臑會
消濼
清冷淵
天井
四瀆
三陽絡
支溝
會宗
外關
陽池
中渚
液門
關衝

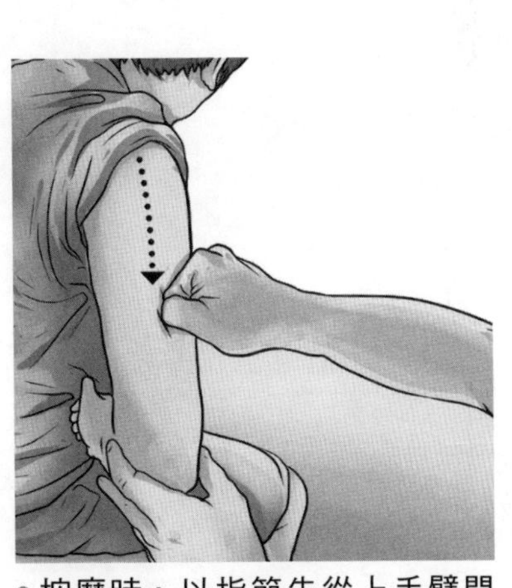

●按摩時，以指節先從上手臂開始，由上往下按摩。

委中穴的按摩

中醫針灸歌謠中有一首〈四總穴〉：「肚腹三里留，腰背委中求，頭項尋列缺，面口合谷收。」其中的委中穴是用來對付腰背問題。

委中穴位於膝蓋後方正中，在實際的經驗中，年過中年，兩側的委中穴可能會有一側比較緊，輕輕按壓就很痛。這個穴位如果每天按摩，可預防腰背不適。腰背不適的人，按摩一段時間之後，會有明顯改善。

◆按摩步驟

❶將食指的第一、二關節彎曲，用第二指關節對準膝後的委中穴頂進去，再慢慢揉動。

❷兩側各揉動約二十次。

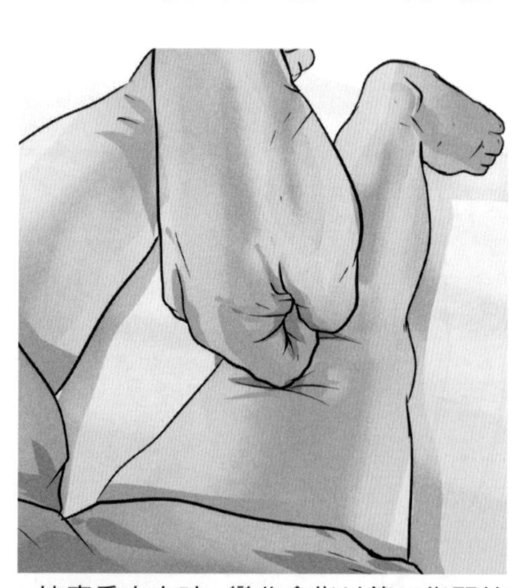

● 按摩委中穴時，彎曲食指以第二指關節對準委中穴揉動。

委中

Part 4

儀器篇

傳統醫學結合科技
創造新健康體系

chapter 17

從中醫的診斷價值談起

大陸許多醫院都設有中西醫結合的科室，其主要是利用西醫的儀器診斷，然後再開中醫的處方，這種概念完全否定了中醫的診斷能力。

◆——中西醫對疾病定義不同

中西醫對於疾病的概念，從定義上就不同。西醫以症為病，中醫則就表面的症狀，經過「辨證論治」的推理，找出產生疾病的根源臟腑，亦即所謂「症在四肢五官，病在五臟六腑」。中醫治療主要治的是病，因而有「治病不治症」的說法。

例如痛風，西醫認為關節疼痛是病，但在中醫而言，關節疼痛只是症狀。以中醫的理論推理：痛風的主要現象是尿酸結晶堆積在關節裡，由於尖銳的結晶表面傷及關節組織而形成疼痛。至於尿酸的形成，主要是長期透支或情緒因素形成的肝火，使得血液中的尿酸比例增加，因此**肝火是原因之一**。

此外，關節部位血液流動不暢，使得尿酸在該處逐漸沉澱，形成尿酸結晶。血液流動不暢主要源於心包積液過多，而心包積液過多又源自於脾虛，因此**脾虛是痛風的另一個病根**。再繼續推論後發現，脾虛則源自於身體的炎症，身體炎症可能來自腸胃或婦女的婦科疾病（腎）。

所以**中醫認為痛風的病因是長期肝火過盛和脾虛**。肝火和脾虛形成的背景，存在著氣血不足的可能性。肝和脾是五臟六腑的問題，氣血不足則是能量的問題，五臟六腑和能量是中醫斷病的兩個主要指標，所有的診斷一定要找出五臟六腑及氣血中所存在的問題，那才是真正的病。

從這個例子可以說明中醫和西醫在診斷上的差異，以及中醫的治療方向建立於追根究柢的診斷推理。當前中西醫結合的方式，卻拋棄了這種推理過程，直接就西醫儀器診斷的表面症狀進行疾病定義，擬定治療方向。這種治療僅止於消除表面的症狀，不可能對真正的病根有任何作為，完全失去了中醫最主要的優勢。

中醫理論中的四診八綱、陰陽五行，主要在建構人體運行的系統模型。中醫師根據病人的表面症狀、情緒變化，以及當時的天候環境，套入這個模型進行推理，找出可能的病因。找到了病因，才能從原因消除疾病。消除疾病的方法很多，如果原因可能是平日穿著不當，處方應以改變穿著為主；其他原因也可能是作息不良、情緒波動、過度勞累或外感風寒……等。通常只要找到原因，擬定治療策略和方法就很簡單了，甚至有時根本無需用藥。例如，如果作息不良是主要病因，調整作息是病人自己可以做的事，醫生除了給予口頭建議之外，並不需要開立藥物處方。所以我們可以說**中醫的真正價值在於診斷**。

中西醫結合比較理想的方向，應是效法西醫利用儀器輔助診斷的概念，針對中醫診斷的方法開發中醫專用儀器，將五臟六腑經絡狀況與氣血能量的指標，利用儀器進行檢測，呈現量化的指標，再根據檢測出來的數據及圖表，重新依中醫的理論定義疾病，擬定真正可以使疾病痊癒的治療方案，而不是直接採用西醫的儀器和疾病定義，然後用中醫的病名開處方。如果不知道疾病的真正原因，只針對疾病的症狀開立處方，不啻失去了中醫最大的價值。

◆── 系統化的中醫更易於儀器化

雖然西醫有許多檢測儀器，但是常常在我們身體有病痛時，看了幾個門診醫師，做了很多檢查，卻還是找不到病因。問題很可能出在西醫的體系中，各個器官或系統是獨立存在的，醫生的培訓是分科進行的，醫院治療也是分科治病，所以現有西醫的檢測多數針對個別器官，治療時也是如此。

但在中醫的概念裡，人體是整體不可分割的系統，從經絡上可將人體分為十二個子系統——心、肝、脾、肺、腎、心包、大腸、小腸、胃、膽、膀胱和三焦，常常一個臟或

中醫檢測重要標的：經絡與氣血檢測

經絡是中醫治病非常重要的通路，身體眾多器官中只有十二個器官擁有對應的經絡，這說明疾病主要源自於這十二個器官，其他器官的問題多半只是疾病表象，治病時只需要關注這十二個器官即可。檢測目的在於找出當下經絡是否失衡，從中判斷身體當下在做什麼事，醫生如何提供最適切的幫助。

此外，氣血是另一個需要檢測的標的。以氣血指標觀察人體總體能量，呈上升趨勢表示「這段期間的生活作息及養生活動對健康有幫助」，應該繼續保持；相反的，如果氣血能量下降，說明「目前的生活習慣或整體生理狀態有些問題」，有必要全面檢討，找出問題的根源，加以修正。

腑出現變化，其他的臟或腑也會跟著變化，所有臟腑之間緊密相連、互相影響。

所以，心和小腸，肝和膽，脾和胃，肺和大腸，腎和膀胱，這十個子系統可以進一步簡化為五個子系統，此時關係線就從六十六條簡化為十條，中醫依各個器官的特質將其分為金（肺，大腸）、水（腎，膀胱）、木（肝，膽）、火（心，小腸）、土（脾，胃），並找出其中相生和相剋的關係，建立了五臟六腑之間推理邏輯，做為診斷推理時很重要的依據。

系統化的中醫，所需要取得的資訊多數為宏觀的大數，如**人體整體氣血能量和五臟六腑中各個子系統之間的相互狀況**。其檢測儀器應從這兩組指標著手，從少量的資訊中了解人體整體和各個子系統的狀況。雖然中醫儀器化起步較晚，但仍然有機會建立一套更理想的儀器化人體檢測系統。

chapter 18

儀器化帶來中醫新發展

望、聞、問、切是中醫診斷疾病的四個主要方法。其中的「切」，即是脈診，以三根手指搭在病人的手腕內側，用醫生的感覺檢測病人的狀況，是大家常見的中醫診斷方法。這種方法已流傳了數千年，功力高的中醫師可以透過脈診精確檢測出病人的疾病，但是脈診的缺點是不容易學習，病人也難以分辨醫生診斷的功力，不同的醫生很可能做出不同的判斷，使得中醫因此被貼上不科學的標籤。

◆── 脈診儀器化

由於中醫診斷的方法過於主觀，使得其療法很難進行科學的研究。經驗累積在每個醫生的腦海裡，無法形成文字、圖表、數字化的科研材料，更無法在團體之間累積發展成學術化的學科，於是漸漸與科學世界愈行愈遠。

多年來，將脈診儀器化是科學家們不斷嘗試的研究方向。要將細微脈動的微小機械移動轉成訊號，並且在充滿變數的人體表面軟組織上檢測，在工程精確度上有很大的技術難度。從單一脈動中得出的資訊，必須經過重重的檢波處理，才能計算出各個臟腑系統的指標，最後每個臟腑能夠分配到的資訊量很少，系統的精確度和重現性也都不容易做好。電腦自動判讀，是儀器化檢測重要的發展目標，但這麼少量的資訊，似乎很難支持進一步電腦自動判讀的後續發展。

◆——經絡儀初研發

一九五〇年代，日本中谷義雄博士發現在經絡穴位點的皮膚，可以量測到和其他部位不同的訊號，因而開發出了經絡儀，可以直接在左右各十二條經絡上讀取訊號，取得資訊量遠比脈診儀大得多，而且量測到的訊號不需要處理，直接歸於各個經絡和臟腑，只要把電極接在皮膚上就能取得訊號，沒有任何機械精度的問題。從工程上考慮，經絡儀較脈診儀在技術上更有機會實現。

雖然經絡儀已經問世超過半個世紀，目前市面上已有眾多商品，但使用並不普及，主要有下列幾項原因：

・每次要量測二十四點，操作繁複，費事耗時。

・傳統患者對醫生的期待過高，希望醫生最好能一眼看出病人得什麼病，否則也要一把脈就能把病人的病史和現況說得清清楚楚。如果使用經絡儀看診，患者可能會懷疑醫生不會把脈，而無法信任醫生。此點為最大障礙。

・由於量測的是皮膚上通過的電流和電壓等電特性的變化，需要在皮膚上通上微小的電流。皮膚通過電流之後，會出現極化現象，短期間不能在相同穴位再進行量測，因此，若想把經絡儀做成像心電圖一樣的儀器，長時間觀測並記錄經絡的變化，就不可能實現，致使系統使用範圍受到很大的限制，可信度也大為降低。

・在皮膚上量測經絡的電特性時，很容易受到量測時手動壓力、皮膚含水量與含鹽量等因素的影響。此外，短時間內不能重複測量驗證，量測的重複性不夠理想，可信度自然不高。

◆──新技術帶來突破

二〇一一年，一家台灣的公司發展出一套新產品，利用電磁波的感測，直接量測經絡中微電磁波的振幅，來檢測經絡的狀況。與傳統經絡儀比對，發現可以得到和檢測皮膚電流近似的數據。這項新技術沒有電流通過皮膚，不會造成皮膚的極化，可以不斷重複量測經絡，不受皮膚壓測、鹽分和水分的影響。

在瞭解這套技術之後，我建議該公司將傳統單點單次的檢測，發展為二十四點的實時監測，以對應身體左右各十二條經絡。我認為把經絡儀做成類似心電圖的實時監測，將傳感器放在身上進行長時間檢測，隨時反應經絡的狀況和變化，可以擴大使用範圍，提高可信度。只有做到實時監測，才有機會達到現代醫學的儀器標準，成為真正的醫療用儀器。經過兩年多的研發，終於在二〇一三年完成開發。

不過，雖然經絡儀可以反應經絡的狀況，但它所反應的是近期身體的狀況和變化，並不是長期累積的狀況，診斷疾病時仍然不能僅憑經絡儀的數據就做出判斷，需要依著中醫的望、聞、問、切進行推理，找尋疾病的原因。

chapter 19

經絡調理的新技術：氣場束

我學習中醫是從「經絡及穴位推拿」開始，這樣的學習過程有很大的優點：可仔細觀察身體在推拿過程中出現的變化。例如，按摩心包經相關的穴位，會明顯聽到體內液體流動聲音的改變；心包積液嚴重過多、身體出現水腫的人，在經過一小時按摩後，上半身水腫即快速消退；按摩前後，手臂的環狀周長可以量測出兩公分以上差異。但是這種推拿按摩最大的缺點是非常疼痛，許多人因無法忍受這種疼痛而拒絕接受。

電子控制工程是我在職場工作時的專長之一，長久以來，我一直想發展出適當設備來替代部分的經絡及穴位推拿。經過十多年的努力和嘗試，以及許多朋友的幫忙，終於開發出一種新的穴位調理技術和工具。我將這個新的工具命名為「氣場束」。

氣場束是一種能夠將氣場能量輸入人體的經絡調理工具，沒有侵入性，甚至完全不用接觸到人體，只要對準穴位，距離一至五公分即可。由於其所具備氣場能量，近似於人體原來氣血能量中的「氣」，因此能被身體立即接受，成為人體可以運用的能量。

開發氣場工具的原始動機，是認為氣功在中國行之千年以上，如果人體能夠透過修練發出氣場能量，自然界應該有其他方法也能創造出類似的能量。最直接想到的來源就是天然的隕石、寶石或水晶，將手心對準這些材料的尖端，常會有刺刺或涼涼的感覺，也許那就是氣場能量，只是太微弱不容易感知。

在一個偶然的機會，我參觀了台灣中央研究院院士陳建德博士在新竹的氣場實驗室，看到用來將四散的氣場聚集成束狀的裝置，因此開啟了我開發氣場調理工具的契機，而經過多年努力和嘗試，終於完成氣場束調理系統。

開發過程中，花了許多時間尋找適合經絡調理的寶石，學習氣在人體內部運行的規律，最終製作成三種不同性質的氣場束，並發展出兩個系列產品。第一個產品是專用於任督兩脈穴位的單極氣場束；另一個系列產品則是用於左右穴位的雙極氣場束。由於氣場在身體的運行規律是左進右出，因此用於左側和右側的氣場性質是不同的。

一種沒有痛感的經絡調理技術

「良藥苦口利於病」，這是中國流傳已久的一句古話，除了藥需要苦才會有效，經絡療法則是一定要痛，好像愈痛愈有效，所以拍打經絡總要打得全身瘀青、傷痕累累，腳底按摩也非得按到痛得齜牙咧嘴、全身扭動。

由於沒有檢測工具的驗證，說真的，沒有人知道真正的效用。和這些方法相比，氣場束的調理完全沒有苦和痛的感覺，就只是在特定椅子上舒舒服服的睡上一覺，療程就做完了。

家母是氣場束最早的使用者，她很喜歡我的產品，說她做氣場束調理一段時間後，氣色和體力愈來愈好。但是她在剛開始調理時，還會感覺到腹腔裡增加的滾動，慢慢的卻什麼感覺都沒有了，她很擔心別人不會相信這種方法會有效。

她的話讓我猶豫了許久，正當我有所懷疑時，有個修練氣功的朋友，一接觸氣場束就驚叫不已，直說：「這氣場太強了，坐在上面推動體內氣的運行舒服極了。」聽他這麼一說，我才知道原來對於氣場的感覺，不同人之間差異非常大，也使我再度鼓起勇氣繼續往前走。

氣場束產品其實完成開發已經很多年，卻一直不敢積極推上市場，直到現在使用方法更成熟，和經絡儀搭配的檢測更完整，才正式在這裡用一些篇幅向大家介紹。雖然氣場束的調理沒有太多的感覺，但是使用前後，從經絡儀可以看到經絡的狀態確實被改變了。希望有一天人們不再盲目地以為經絡調理一定要痛才有效，應該學習接受利用儀器來確認哪種方法是有效的。以氣場束做經絡調理，真的可以輕鬆的睡一覺，就完全改善經絡的問題。

當我開放儀器供大眾體驗後，有愈來愈多的朋友接受這種方法，雖然他們在體驗時沒有太多感覺，但是回家後睡眠狀況和以前不同。有個長期嚴重失眠的朋友，在做了幾次之後，有一天終於沉睡了十二個小時，再也不迷信一定要痛才有效了。

◆——氣場能量的運行規律

《葬書》是討論氣場最古老的書，相傳是晉朝郭璞（西元276～324）所著。書中關於氣的陳述：「氣乘風則散，界水則止。」陳博士的氣場實驗室曾做過許多實驗證實這句話是真的。氣可以用水擋住，但卻風吹就散，如果讓氣場通過一個旋轉的風場，其能量會被大幅放大，因此使用氣場工具時，不能有濕的物體阻擋，也不能有流動的風。

人體內部充滿了水分，依著「界水則止」的氣場特性，氣場應該進不了身體。但是在實際使用時，發現當氣場工具對準了穴位時，氣感較強的人，能夠明顯感知氣場的流入。如果手持氣場束對準另一個穴位，手上能夠明顯感知如針刺穴位時的粘針感，說明氣場能夠自人體皮膚的穴位進入人體，這是件非常奇妙的事，似乎當初人體的設計者就考慮讓氣場能量可以運用於穴位。

除了穴位之外，當身體的表面出現紅腫損傷時，整個紅腫面都會形成氣場能進入的狀態，說明氣場工具可能有助於這類損傷康復。

氣場從人體表面穴位點進入人體後，會依循子午流注的順序，一條一條經絡流動。由於能量可以持續不斷進入經絡，如果經絡中出現了阻塞，氣場能量會愈積愈多，當能量高到一定程度，就會衝破阻塞處的障礙，疏通了該處，然後再往前循行，進行下個阻塞點的疏通。

這種情形形成了氣能自動尋找阻塞點的機制，中醫稱為「氣至病所」，說明氣能找到經絡的阻塞點自行疏通。這就是使用氣場束最大的好處，它能和身體內部的原有體系或機制結合，充分利用身體本來的能力解決問題。外部工具不需要有太大的智能，只需要把能量輸入人體，交給人體內部本來的系統充分運用即可。

由於氣場能量近似於人體內部既有的能量，使用氣場能量工具的基本原則，就是和人體既有能力相結合並充分利用。自癒機制是慢性病康復最重要的一環，自癒能力的高低，取決於身體總體能量的多寡。能量高，修復能力大；能量低，修復能力小。

氣場能量能夠提供身體立即使用的特性，可以和自癒機制緊密的結合。當身體能量不繼時，可以借用氣場束補充能量，順利的完成修復。因此，使用氣場能量調理時，必須對身體自癒機制的運行邏輯有更深入的理解。

氣場在人體內的運行，是從左側進入人體，如有無形垃圾則從右側排出。也就是左進右出是人體氣場能量運行規律，外在的氣場能量工具必須遵循這個規律設計，使用氣場能量的人也必須明白這個規律。特別是修練氣功有成的人，修練時會盡量不讓氣場能量外流。使用氣場能量工具，保持這樣的概念，當身體有無形垃圾需要排泄時，會在右側的手腳產生脹滿感。事先告知這點，讓使用者明白這種規律，調整意念，才能改善這種脹滿感。

使用氣場束調理時，只要將氣場束對準穴位，在距離一至五公分處，即可隔空將氣場能量經由穴位注入人體。當氣場進入人體時，有些人毫無感覺，有些人會立即感覺到氣場的進入。無論對氣場有感或無感，氣場對身體的作用都是相近的。

◆──氣場束的常用穴位組

雙極氣場束的氣場能量進入經絡後，除了膀胱經的穴位之外，從其他經絡穴位輸入的氣場能量都會循著經絡流動，依著子午流注的順序──**肺↓大腸↓胃↓脾↓心↓小腸↓膀胱↓腎↓心包↓三焦↓膽↓肝**，流經所有的經絡。氣場能量會在每個流過的經絡中被逐漸消耗，亦即在最先進入的經絡，能量的效應最大，隨後則逐漸減弱，因此須針對使用者當日經絡儀檢測顯示的狀況，選擇適當的臟腑穴位進行調理。在同一條經絡的不同穴位均有相似的效果，使用氣場束只需要記住少數較重要的穴位即可。

另外，除了膀胱經之外的十一條經絡在膀胱經上都有一個腧穴。這些腧穴都連通著對應的經絡，所以另一種做法是在膀胱經上調理各個相應的腧穴。以常用的腎經、肺經和肝經為例，腎經可以調理腎腧穴或膈腧穴，腎腧穴可以疏通腎經，膈腧穴則可以疏通膀胱經；肺經和肝經則分別調理肺腧穴、肝腧穴。這種調理背部穴位的方法，在操作上較為方便，是目前的主要用法。

單極氣場束是針對各個主要的臟腑進行能量補充，常用的僅有五個穴位：膻中（心，小腸）、靈台（肝，膽）、天突（脾，胃）、大椎（肺，大腸）、命門（腎，膀胱）。通常都是單極氣場束和雙極氣場束合併使用，每次用在一個督脈的穴位，以及左右膀胱經上的兩個穴位。

◆——使用氣場束的感覺和反應

由於每一個人對氣場的敏感程度不同，在使用氣場束時，不同的人有不同的感覺；

而相同的人，使用時身體狀態不同，感覺也不一樣。但是無論使用者有沒有感覺，氣場束對身體均有作用，有時會在使用過後數小時，或當天晚上睡覺時，才會感覺到身體的變化。對於身體有明顯不適者，使用過後的感覺會比較明顯。

使用者常見的感覺和其現象如下：

・當身體兩側的經絡在調理時，氣從左側進入、右側排出，稱為「左進右出」。能量從左側進入身體，左側感覺明顯或有熱感時，說明使用者身體能量不足，氣場束正在補充身體的能量。

・從右側排出身體的無形垃圾（心理情緒垃圾），右側感覺明顯，說明身體正在排泄較大量的無形垃圾，隨後可能身體生理垃圾的排放也會跟著增加。

・局部熱感，說明身體正在處理該部位。可能該部位有病變，或存在過去未完全修復的損傷。

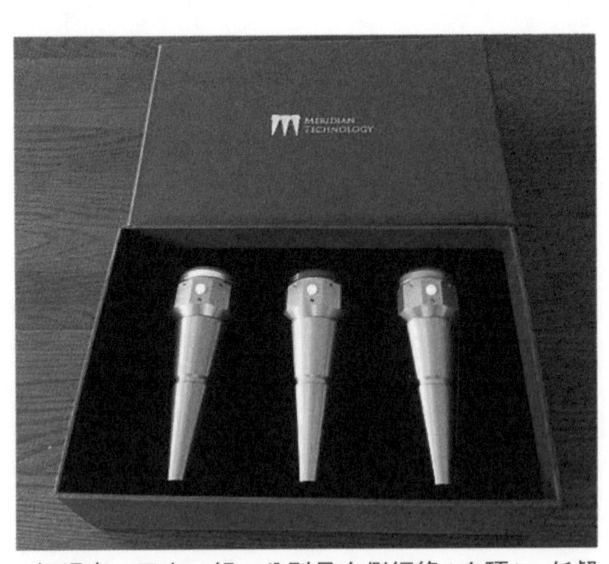

●氣場束，三支一組，分別是右側經絡（白頂）、任督脈（紅頂）、左側經絡（黃頂）。

- 全身感覺冷，這是最常見的現象。現代人多數生活在透支肝火的狀態，身體呈現躁熱的感覺。當氣場束補了腎氣之後，肝火退去。這時一方面會感到疲倦，另一方面肝火支撐的躁熱退去，身體會有涼涼的感覺。
- 穴位短暫疼痛，說明正在疏通該穴位，為「氣至病所」的效應。
- 氣感明顯者可以直接感覺氣在經絡中的流動。
- 氣虛者會出現暈眩的感覺，這時喝些補氣的液態中藥或飲品會立即改善。如人參茶就很有效。
- 由於氣場束不像傳統按摩有強烈的感覺，因此配備了實時監測經絡儀，透過它可以很清楚觀察到調理過程中臟腑產生的變化，以彌補感覺上的缺失，增強使用者對設備的信心。
- 在使用氣場束時，修練氣功者會直接啟動氣的運行，有些人會迅速進入氣功態。
- 由於氣的運行規律為左進右出，修練氣功者要知道這個概念並做出調整，否則會出現右側氣的累積和阻塞。
- 氣場可能會在體內維持數天至數週或更長的時間。

中醫經絡調理的工具除了針刺和艾灸，還有古老的砭石、近代的電極和雷射光等多種多樣。氣場束是一個全新的穴位經絡調理工具，與近代的電極及雷射光療法不同，輸出的氣場能量近似於人體自身氣的能量。

這種方法雖然是新的技術，但是和自古即存在的帶氣針刺療法功效近似，只是把本來由人體發出的氣，改由設備替代，用氣束形成的無形針代替實體針。而且由於是設備發出，可以同時做多點調理，有機會將之量產，使之成為普及化的一種應用。

此外，實時監測經絡儀和氣場束同時開發完成，也使得氣場束的應用研究方便了許多，在實驗過程能夠即時觀察氣場束作用於穴位後，身體內部經絡的變化。這種作用和檢測的方法，和控制工程中的閉路迴路（Close loop）近似，能夠更精確有效地控制經絡的變化。

人體所謂「控制經絡的變化」與工程上「控制機器的變化」是不一樣的。工程上，由於人類目前發展出來的機器設備仍不具備極高的智能，沒有一個設備具有強大自我控制能力和維修能力，也就是「自癒機制」，因此設備的控制權全部在人所能操作的控制面板上。

而人體和人造設備的不同之處，在於人體具備強大的自癒機制，是具有極高智能與自主控制能力的系統，人體運行的主控權完全在人體內部的自癒機制。即便能夠用實時監測經絡儀監測經絡的狀態，氣場束能對經絡做的調節仍然極為有限。這種調節實際上只是配合身體自癒機制的運行，提供輔助性的調節功能，從頭到尾主控權都在身體內部的自癒機制系統，而不是由儀器完全自主的控制。

因此，氣場束的運用，實際上是和人體內部的自癒機制銜接，以輔助人體自癒機制運行為主要目標，最終仍由人體自癒機制修復各種損傷、去除疾病的症狀。氣場束能夠自外部輸入人體所需要的能量，疏通經絡中的堵塞，使人體自癒機制有能力進行更高階的修復工作，並且更迅速的完成，縮短修復機制對人體造成不適的時間。

chapter 20

經絡儀檢測的原理與運作

醫學儀器檢查的目的，多數在及早發現人體長期的疾病。由於慢性病的用藥多半是長期服用，因此並不需要檢測人體當下的狀況，來決定當下應提供病人什麼樣的幫助。

中醫治療或調理的目的之一在於平衡五臟，而使用經絡儀檢測很容易找出五臟六腑中最需要處理的臟腑，也可以分辨當下身體正在做什麼？如果利用經絡調理手段能幫身體做什麼？

經絡儀的這種特性和用法，在現代醫學檢測工具中沒有類似的例子，因此很少人知道該如何正確使用經絡儀。大多數人總是想用經絡儀找出身體長期以來的問題或疾病，但使用一個不斷變化的短期狀態檢測工具，要找出長期的疾病是不切實際的做法，因為同樣一個人在前後兩天之間，檢測結果就有可能完全不同。

所以，了解經絡儀的特性，將之用於發覺身體當下正在做什麼？經絡調理應該從何下手？做哪些調理能夠給身體最好的幫助？以上這些都是做經絡調理時，調理師或醫師最需要知道的事。

◆以經絡儀檢測實證氣場束功效

本章將以兩個例子簡單說明經絡儀的原理與運作。舉A君的例子來說，使用氣場束之前，我們會先檢測使用者的經絡，結果如圖一。

解讀經絡圖時，首先將圖從中央的白線分為左右兩半。左半邊顯示上半身的狀況，右半邊是下半身狀況。中線左側有一個數值（在圖一是40），表示是24條經絡所有數值的平均值。比平均值高的為實，低則為虛。

傳統中醫所說的熱、火、實症等，在經絡檢測上無法分別三者差異，所以全部視為實

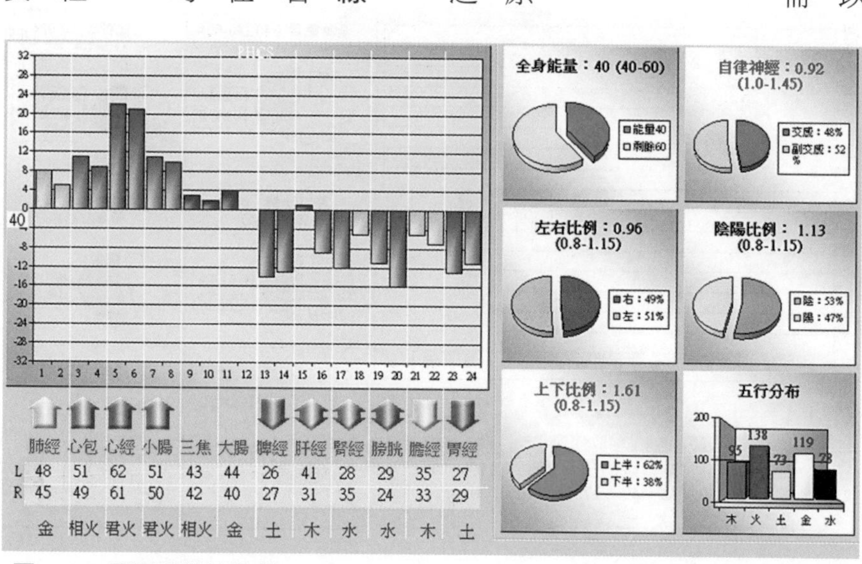

●圖一：A君調理前的數值

症。同樣的，寒症和虛症在經絡檢測時都屬於虛症。

從圖下方欄位的檢測結果數值，可以看出A君上半身的經絡（左六欄）多為實症，下半身的經絡（右六欄）則多為虛症。這是典型上實下虛的圖形。

而從臟腑平衡的概念，左半邊的實症狀況有可能是右半邊的虛症所造成，只要能改善虛症，實症就會自然消失。這種方法可以稱為「治虛不治實」。如果採用這個方法，整個經絡圖只需要專注於右半邊下半身虛經的部分即可。**第一步就消去了左半張圖。**

接著分析右半邊下半身的經絡。下半身的經絡可分為脾、肝、腎三個臟，以及膀胱、膽、胃三個腑。臟腑互為表

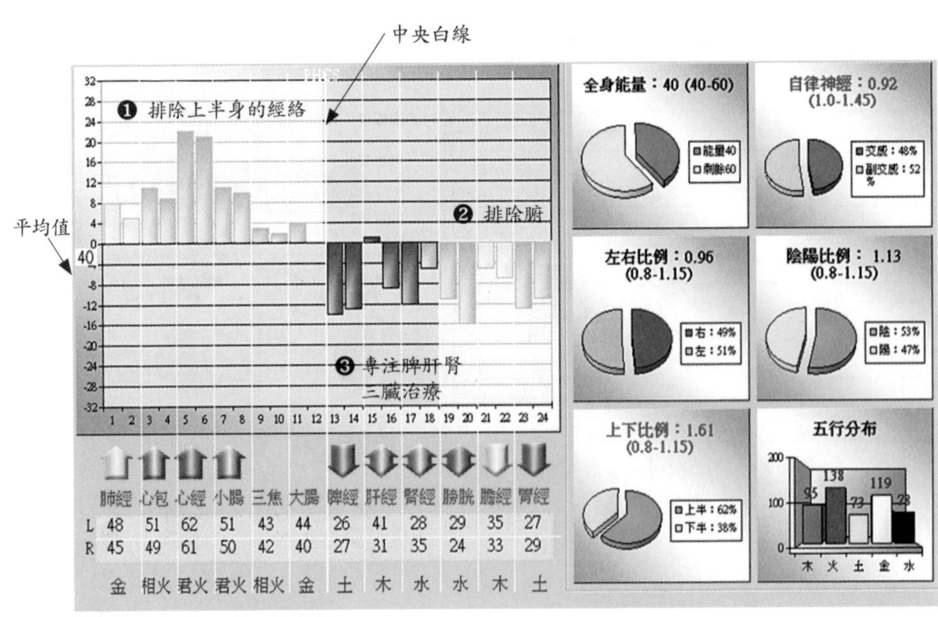

● 圖二：A 君的調理邏輯

裡，腑的問題從臟治即能解決。這種方法可以稱為「治臟不治腑」。**第二步再將下半身右側三個腑消去。**

第三步是將剩下脾、肝、腎三個臟列為治療重點。首先看脾，治脾最重要的邏輯是「虛則補其母」，脾屬土，心屬火，火生土。心為脾之母，脾虛補心，圖中顯示心火已甚高，無需再補。在這個例子中，脾和胃均虛，根據經驗，身體可能正在處理胃的問題。再看肝的部分，多數火症或實症，極少虛症。這裡肝的數值出現虛值，實際上是受到腎和脾的影響所致。

只剩腎，腎最常見的問題即是腎虛，而腎經的數值低於平均值，因此可斷定腎虛是造成上實下虛圖形的根源。

再比對圖片右下角的五行分布圖，腎屬水，代表水的黑色數值明顯低下，也可以驗證上述的分析。由於經絡具有這種快速變化的特性，可以在短短一小時內，人體沒有任何外在干擾的情況下，做調理前後的比對。

接著我們根據分析的結果，利用氣場束（詳見第123頁）為A君在命門穴和膈俞穴做了一個小時的灌氣調理。休息半小時後，再次檢測經絡，檢測前後的對照如圖三。氣場束所輸入的能量，近似於人體本來具備的能量，人體可以立即使用，因此在一小時的調理後，我們看到A君的經絡狀況改變了。

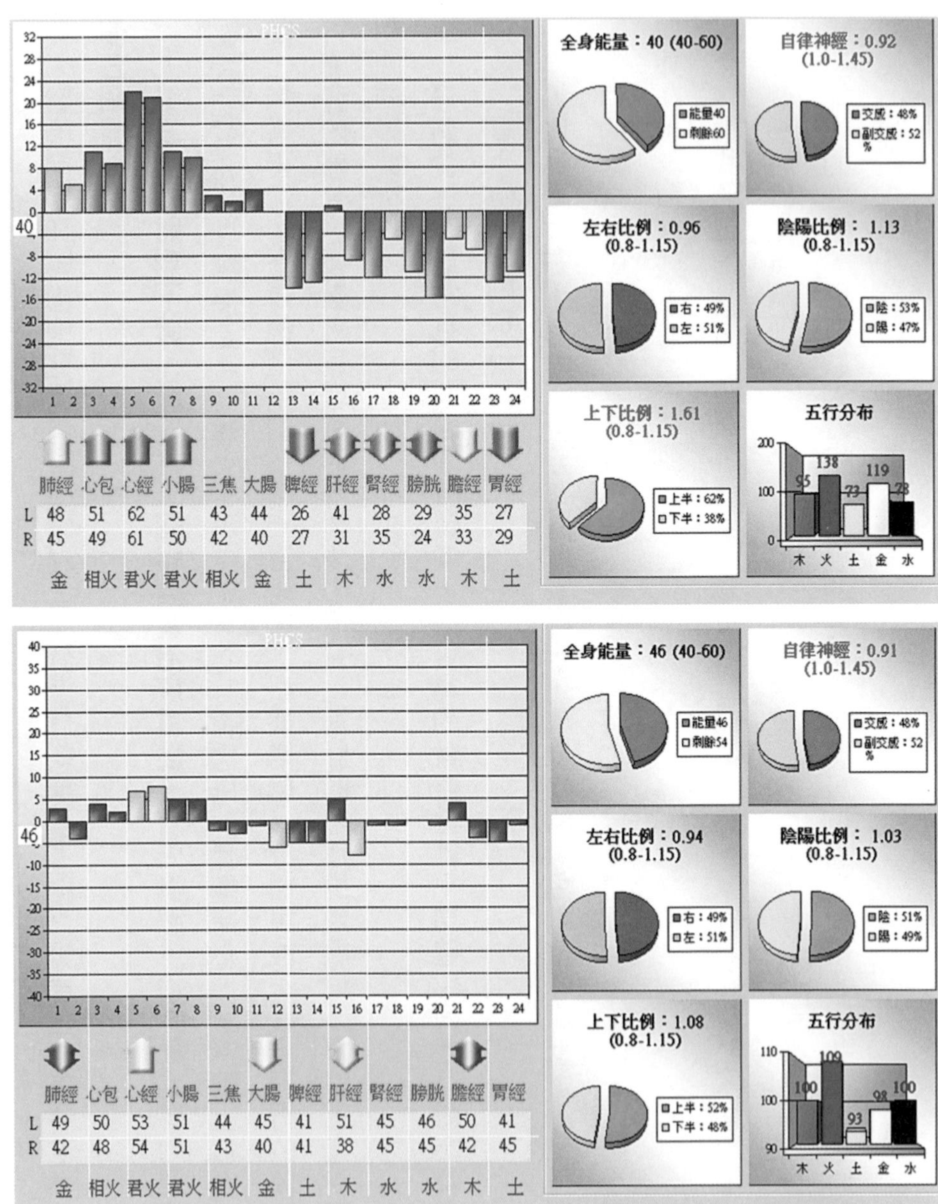

● 圖三：上為 A 君調理前的檢測結果，下為調理後的結果，兩者差異明顯。

上圖是A君調理前的經絡檢測數值，下圖是調理後的，比較調理前後經絡圖，可以明顯看出靠近中線的經絡明顯增多了。

在A君案例中，調理前後經絡圖大幅變化，這是一個特例。A君在調理前已經胃部不適好幾天，也建立了良好的生活作息，氣血不斷上升，他胃部的不適主要是身體修復胃部損傷造成的，持續多日說明已經進行胃部修復好多天，可能已進入修復的尾聲。

在氣場束將能量輸入之後，身體突然得到大量能量，加快了修復速度，正好在這時完成修復工作，就出現了這種經絡大幅變化的結果。結束修復後，修復的能量釋出，使得整體能量均值上升到46。根據經驗，如果調理在修復的早期或中期進行，經絡圖可能完全不變化或僅有小幅變化，因此這種經絡的大幅變化是可遇不可求的。

這個實例說明經絡儀的檢測可以用來決定經絡調理的方向。調理方向對了，經絡的平衡即得到改善。改善的結果可以再度利用經絡檢測加以驗證。

◆──以經絡儀多次檢測觀察氣場束功效持續狀況

接下來看B君，這是一個圖形相反的實例。前面例子是上實下虛的圖，B君的檢測結果則出現上虛下實的圖。

B君外表顯現為肺虛體質，皮膚偏黑，人偏瘦。經絡檢測結果如圖四，顯現上半身經絡偏虛，下半身的經絡偏實，為上虛下實之象。應屬肺太虛，而致使下半身經絡顯現出實症。

同前例做分析。依「治虛不治實」的邏輯，虛在上半身，下半身的經絡就不看。再依「治臟不治腑」的邏輯，刪去三個腑，剩下肺、心包、心三個臟。其中心包和心都是心，實際上只需要注意心和肺兩個臟。心的問題多半是火症或實症，只有肺才會經常出現虛症，因此形成這個圖形的根源來自於肺虛。從右下角的五行分布圖也能驗證，肺屬金，白色屬金的條特別短。

當B君利用氣場束進行肺的調理，

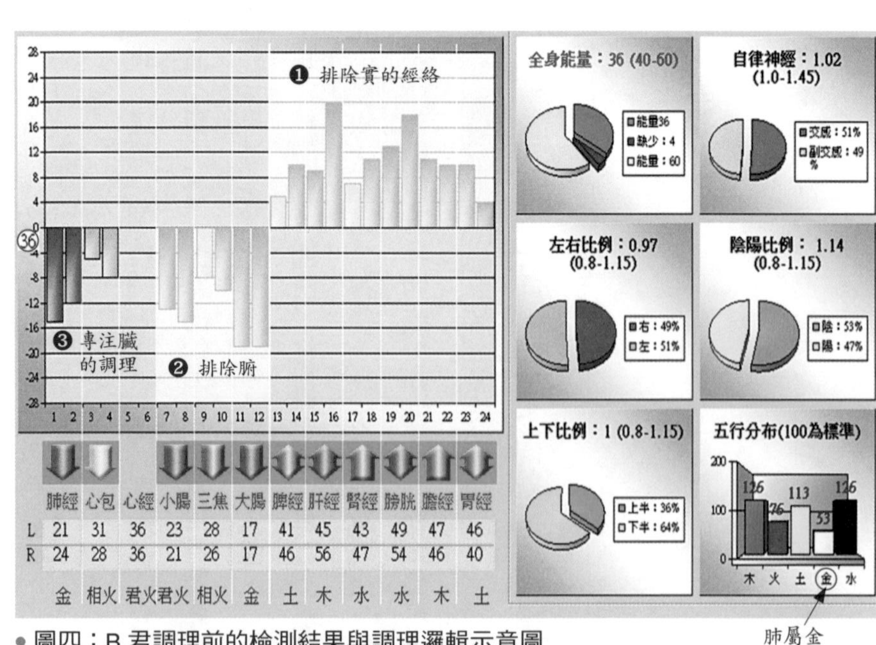

● 圖四：B 君調理前的檢測結果與調理邏輯示意圖

三十分鐘停止後，再量測其經絡，結果如圖五。經絡的失衡更形嚴重。這說明調理過程中，經絡在體內的作用。五行平衡並未改善。

接著讓B君休息三十分鐘，再做一次經絡檢測，得到圖六的結果。顯然平衡改善了許多，但仍不夠。

休息三小時後，再做經絡檢測，得到圖七的結果。經絡平衡大幅改善，五行分布圖也平衡許多。最重要的是，在這個時候受測者出現強烈的疲倦感。

由此實驗可以了解到，氣場在停止作用後，大約還會在體內作用數小時。

在B君這個實例中，要特別觀察的是全身能量平均值，也就是每個條狀圖中線左側的數值。第一張調理前的數

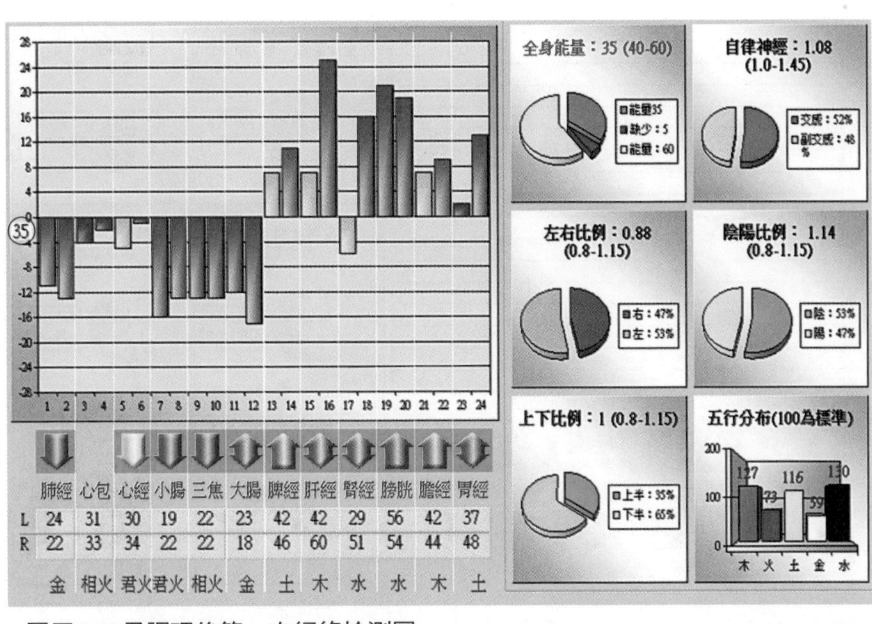

● 圖五：B 君調理後第一次經絡檢測圖

值是36，第二張剛調理結束時的數值是35，三十分鐘後數值上升到46，三小時後再上升到52。

我們重新整理一下前面的過程，發現B君平均值的變化，說明了下列可能：

第一次測試（見圖四）：經絡是不平衡的上虛下實圖，身體處於肺虛狀態，也就是可能這時候身體正要排寒，但由於能量不足，無法完全啟動，而呈現不平衡的僵局。此時有大量的能量進入肺臟及其經絡之中，致使B君全身能量值呈現較低的36。

第二次測試（見圖五）：氣場能量輸入身體之後，身體有了新的能量，加上原已進入肺系統的能量，總算能將排

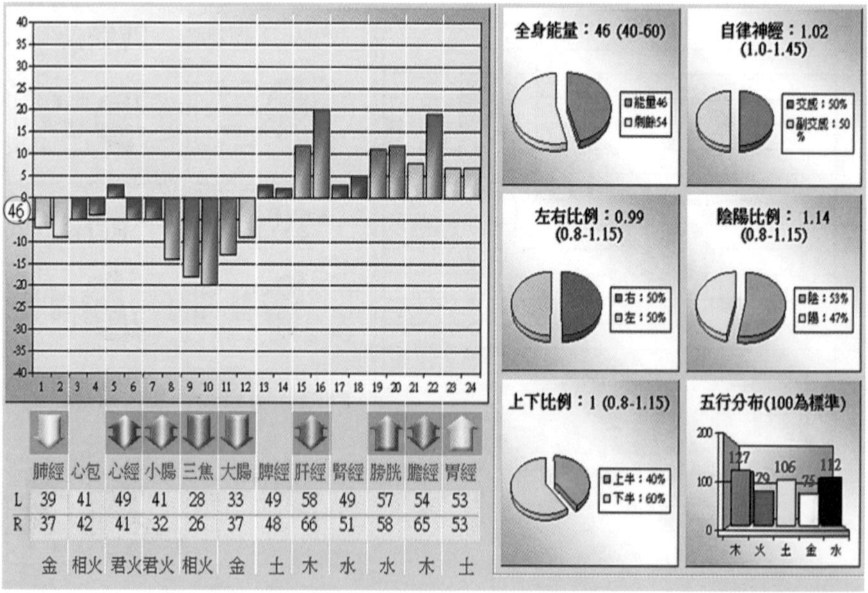

	肺經	心包	心經	小腸	三焦	大腸	脾經	肝經	腎經	膀胱	膽經	胃經
L	39	41	49	41	28	33	49	58	49	57	54	53
R	37	42	41	32	26	37	48	66	51	58	65	53
	金	相火	君火	君火	相火	金	土	木	水	水	木	土

全身能量：46 (40-60)
自律神經：1.02 (1.0-1.45)
左右比例：0.99 (0.8-1.15)
陰陽比例：1.14 (0.8-1.15)
上下比例：1 (0.8-1.15)
五行分布(100為標準)

● 圖六：B 君休息三十分鐘後經絡檢測圖

寒的工作完成。在調理過程，仍然有大量的能量在肺中工作，導致剛調理結束時能量值降至比原來略低的35。

第三次測試（見圖六）：休息三十分鐘後，身體完成並停止了肺的排寒工作，能量撤出，回到各個經絡之中，使整體能量值大幅上升，其中還包括調理過程中輸入的氣場能量。因此達到了46。

第四次測試（見圖七）：三小時後，肺的能量完全撤出，能量升高至52。

調理前後經絡狀況的比對，是觀察人體自癒活動非常理想的方法。但僅限於調理後能快速改變經絡的方法。如果兩次檢測時間太長，中間夾雜了飲食或睡眠，有太多的變數加入，就不容易看到自癒活動對經絡的真正影響。

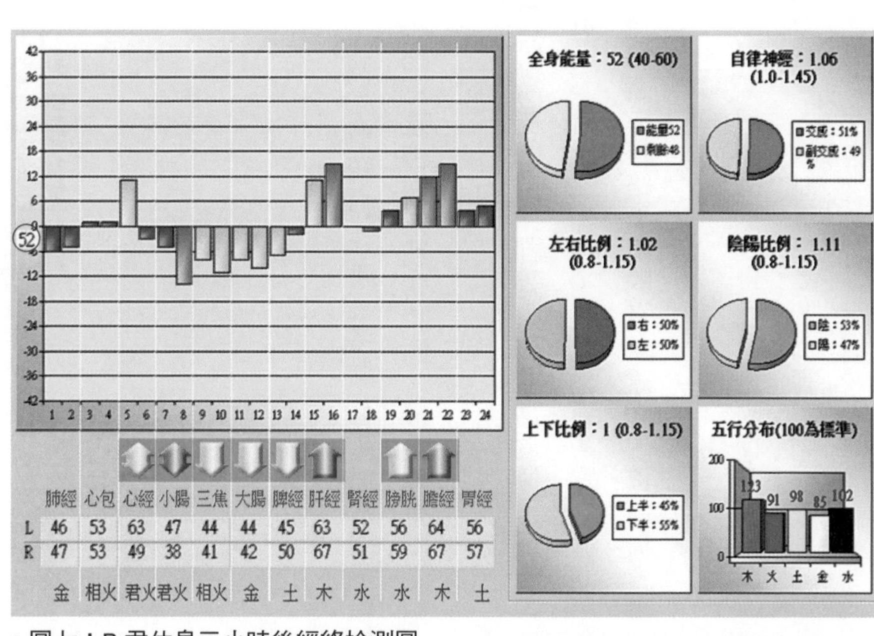

● 圖七：B 君休息三小時後經絡檢測圖

chapter 21

相對氣血指標的發現與運用

西醫的檢測也有一些與經絡檢測類似，例如傳統自律神經多數採用心律變異檢測（HRV），這種檢測可以很快看到交感神經和副交感神經失調的狀態。但缺點是看不出到底是什麼原因造成的失調，自然也就找不到解決的方案和方向。

中醫經絡檢測中出現的經絡失衡，和HRV所測的自律神經失調非常近似，只是HRV測出的數值主要來自心率，經絡檢測的數值則來自十二經絡，也就是更多器官檢測出來的結果。所以我們能從經絡檢測的結果，找到造成經絡失衡的真正原因，進而擬定調理或治療的策略。

如前面所介紹「上實下虛」和「上虛下實」兩個例子，實際上是兩種不同原因造成的自律神經失調。但是在自律神經失調的檢測中，只能得出交感神經和副交感神經活力的比率是否平衡，完全無法反應是哪個器官造成這樣的結果。

經絡檢測的結果是「上實下虛」，造成失衡的原因就是腎虛；如果是「上虛下實」，則是因為肺虛造成失衡現象。這兩種失衡要快速達到平衡，可以分別從補腎氣和補肺氣去做調理。

經絡儀的檢測結果能顯示出解決方案，這是自律神經檢測完全做不到的。自律神經失衡是現代人失眠的主要原因，利用經絡檢測和調理的方法，迅速改善經絡的失衡，同時也改善了自律神經的失調，就有機會讓睡眠狀況好轉。

◆——氣血指標與基礎代謝率

在任何一個獨立系統中，系統總體能量都是最重要的指標。例如電氣用品的電壓和電流，或者汽車的油量，都是系統總體能量指標，如果能量指標出了問題，系統必定會出現嚴重的故障，就像是汽車沒有油就完全不能發動，而電腦的電壓太低就連開機都有問題。

傳統中醫所說的「氣血」，就是人體整體的能量。在中醫概念中，氣血指標低下是最常見的疾病原因之一。因為只要有充足的氣血能量，人體的自癒能力就能正常運行，自行克服許多疾病。

大多數的疾病都是人體自癒能力長期無法良好運行的結果。因此，量測人體的氣血能量是發展中醫檢測儀器最重要的一環。

雖然現代醫學在疾病診斷時，完全沒有人體整體能量的概念，但是在運動醫學領域裡，用來測量運動員體能狀態的「基礎代謝率」，實際上和中醫的氣血概念很接近。「基礎代謝率」是量測一個人吸進的氧氣和吐出二氧化碳的個別總量，藉以估算一個人整體的體能。

我認識一個台灣著名的不孕症醫師，病人找她治療不孕時，第一次就要做基礎代謝率的檢測。如果基礎代謝率低於她要求的標準，她就不幫這個病人進行任何治療，只指導病人回家調整作息，調養幾個月後再來做檢測，直到基礎代謝率達到她的要求，才開始不孕症的治療。

她的這種程序，使得病人成功懷孕的比例非常高。這個檢測程序在病人還沒開始治療之前，就已經把因身體總體能量不足而無法懷孕的病人先行排除了。

婦女懷孕時，身體的能量除了要供養自己，還要撥給肚子裡的胎兒，如果身體總體能量不足，不但很難懷孕，就算是勉強懷孕了，懷孕期間也很容易因總體能量不足而導致流產。她的這種做法，不僅替病人節省了大量的醫療費用，也讓病人減少許多不必要的痛苦和傷害。

這位醫生的外表遠比實際年齡年輕得多，問她如何保養，她的回答很有趣。原來她觀察自己的病人，詳細詢問成功懷孕的人如何生活，而不孕的人又是怎麼生活的，然後學習成功懷孕者的生活方式，避開有不孕困擾的人的生活方式。最終結論其實很簡單：**早睡自然醒，飲食清淡，適當的運動，保持愉快的情緒，盡量減少壓力**，和中醫的養生概念幾乎完全相同。

◆——哈佛醫學院睡眠研究中心的複雜系統指標

在研究睡眠檢測的過程中，有機會接觸美國哈佛醫學院睡眠研究中心的專家。他們的睡眠檢測早期是以腦波檢測為主，後來為了能夠進行網路化檢測，發展出從心電圖數據檢測睡眠狀況的技術，因而發現睡眠品質和一個人的生理狀態有密切關係，睡眠的品質會隨著生理年齡老化而逐漸變差。

研究中心的專家們以這個特質為基礎，鑽研多年，將睡眠檢測所收集的人體心電資訊加以擴大，增加睡前兩小時和醒後四小時的心電資訊，發展出一個新的指標：**複雜系統指標**（Complexity Index）。這個指標源自於物理學領域，是用來檢測擁有多個參數及變數的複雜系統整體效能的理論和方法。

它是透過採集多樣的數據，經過電腦計算得出的數值。人體也是一個擁有多種不同參數和變數的複雜系統，將包含睡前、睡眠中、睡後的大量人體心電資訊輸入電腦，透過預設的程式進行計算，可以得出這個人的複雜系統指標。

此外，這個指標經過驗證，可以顯示一個人的總體健康狀況。但因採集的樣本不夠龐大，目前還無法做為不同人之間的比較，僅能用來比較同一個人不同時期的健康狀況。這種總體健康狀況和中醫的氣血概念非常接近，由於只能做同一個人不同時間的比較，又稱為**相對氣血指標**。

這個指標曾經用於美國心臟病新藥測試。該種新藥能有效消除心電圖中顯示的某種異常，測試期間同時以人體複雜系統指標監測試用者，發現雖然病人的心電圖異常有明顯改善，但是幾乎所有試用者的複雜系統指標都呈現快速下降的趨勢。在測試一個月之後，試用者中有數人死亡，當局馬上宣布終止該藥的測試。測試的結論認為，新的藥物雖然對於疾病症狀有明顯的療效，但卻嚴重傷害病人整體的健康。

人體複雜系統指標在這個案例中發揮了預期的效用，於測試初期就顯示出可能的結果，說明其用來監測人體總體健康狀況的變化趨勢，有非常好的功效。

◆──利用相對氣血指標監測整體健康

這個指標雖然暫時還不能用於疾病檢測，但是非常適合用來監測養生成果。例如現行的各種減肥技術，有些會對身體造成傷害，但通常都必須等到減肥者健康出了問題，才會被發現。而如果發展減肥技術的人能在過程中就使用這個指標，監測其減肥技術對人體有無害處；消費者在嘗試一種新的減肥方法時，每天量測相對氣血指標，一發現指標持續下降，立即停止這種減肥方法，就能避免引來進一步的傷害。

這個系統原本就設計成網路化的檢測，使用者可以在家自行檢測，再把資訊傳送到網路伺服器，幾分鐘後就會收到檢測報告，非常適合從事減肥和養生活動的人使用。

除了減肥之外，這個檢測方法對想要嘗試新養生法的人也有很大的用處。例如本來習慣半夜兩點才入睡的人，可以在現有生活作息下，先花一星期量測這個指標的變化狀況，（由於身體的狀況每天都有變化，單次檢測常常不具備代表性，多量幾天，再計算其平均值，結果會比較準確客觀。）然後開始改變睡眠時間，等新的生活習慣穩定之後，再花一星期量測這個指標的變化狀況。比較作息調整前後的變化，就能知道新的生活習慣對健康是正面還是負面的影響。

這樣的檢測手段，對於慢性病的調養相當有用。首先，慢性病的調養必須先建立一個氣血不斷上升的生活習慣，而利用這套系統可以適當的調整生活作息及飲食習慣，找出能夠使相對氣血指標不斷上升的生活習慣。

其次，在嘗試任何一種新的治療手段時，必須經常量測自己的相對氣血指標是否持續上升。如果某種治療方法能有效改善疾病的症狀，但卻使指標下降，表示這種療法可能有其他副作用，症狀的消除只是假象，並不是真的改善。只要氣血再回升，症狀可能還會出現。只有在指標處於上升趨勢，仍然能使症狀改善的療法，才是真正有效的治療方法。

在慢性病調養的過程中，只要保持指標處於上升趨勢，病情就會處於進步狀態。在調理過程會出現各式各樣的症狀，可以將它們都歸類為「瞑眩反應」或「好轉反應」，是身體啟動自癒機制時所造成的一些現象。在相對氣血指標未出現之前，沒有任何檢測手段可以明確分辨出現的反應是「瞑眩反應」，還是疾病惡化的表現。同時也因為缺乏這種檢測手段，使得所有自癒機制造成的異常現象，在現有醫學體系中全被歸類為疾病，也就是疾病惡化的症狀。

這些反應如果歸類為瞑眩反應，則屬於良性的正常反應，處理方向應該是增強人體的能量，疏通身體的經絡通道，讓身體更快速的完成修復工作。反之，如果在相對氣血指標呈上升趨勢時出現的異常現象，則被歸類為疾病惡化的症狀，治療的方向會走向以消除症狀為主，實際上卻是中止身體自癒機制繼續運行。症狀的定義不同，處理的方向將完全相反，結果自然也完全不同。

下圖是前面章節提過的人體氣血變化的示意圖。在圖中最重要的是左邊一個向下和右邊一個向上的箭頭。養生的重點就在調整這兩個箭頭的方向。

利用相對氣血指標先檢測出當前的氣血變化是朝上還是朝下？也就是透過這種檢測瞭解現有的綜合狀態是處於氣血上升或下降的趨勢？明白趨勢狀況後，如果處於上升趨勢，說明整體的生理狀態都很好，要好好保持現有的生活和飲食習慣。

如果檢測結果顯示下降趨勢，最好分析目前的生活習慣和生理狀態，找出造成下降趨勢的可能原因，然後試著調整生活習慣，或選擇學習適當的養生方法，身體力行，一段時間（一至三個月）

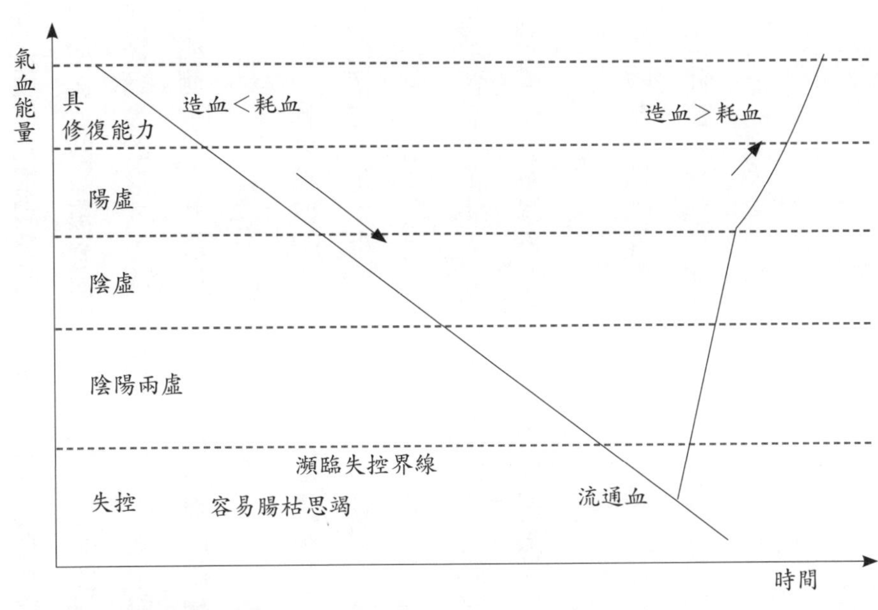

• 人體氣血變化的示意圖

後，再檢測一次，看看相對氣血指標是否上升，就能知道調整的方向是否正確，直到找到可以讓相對氣血指標趨勢朝上發展的生活方式，自然就能得到健康。

相對氣血指標檢測系統的使用和現行中西醫結合的形式不同。這個系統是先有中醫的氣血理論，再到西醫系統中找出比較接近的檢測手段，然後用中醫的醫理重新解讀檢測結果。雖然使用了西醫開發的工具，但是並沒有偏離中醫氣血檢測的本意。

在自然的狀況下，年紀愈輕氣血愈高。因此，相對氣血指標也可以用來衡量一個人的老化速度。如果指標快速下降，說明人體正在快速老化；指標不斷提升，則說明人體正在年輕化，也就是俗稱的回春。

人體老化是必然趨勢，但是長期的不良生活作息，會使人體突然處於快速老化的狀態。當發生這種情形時，要盡快調整作息，注意養生，身體就會漸漸開始修復過去擱置的損傷，使身體出現回春的現象。

面對長壽的必然趨勢，利用相對氣血指標的檢測，輔助養生，減緩老化速度，有機會延長健康的中年生理狀態，延緩衰老病痛的老年生理狀態的到來，這樣才能擁有幸福的長壽人生。

chapter 22

經絡檢測與氣場束調理成果解讀

使用經絡儀最大的難題在於如何解讀檢測結果。完成經絡檢測之後，電腦螢幕上會出現下圖的畫面。

圖左側有一個包含二十四個數據的十二經絡檢測條狀圖，右側有六個小的方塊圖。建議初學者只需要集中理解左側的條狀圖和右下角的五行分布圖就足夠了。

十二經絡條狀圖：可以從中央的白線分為左右兩部分，左半邊為手上的經絡，代表上半身的狀況；右半邊為腳上的經絡，代表下半身的狀況。中線左側有一個數值，是檢測所得二十四個數值的平均值。

五行分布圖：代表五對臟腑的均衡狀況。其中「綠色」

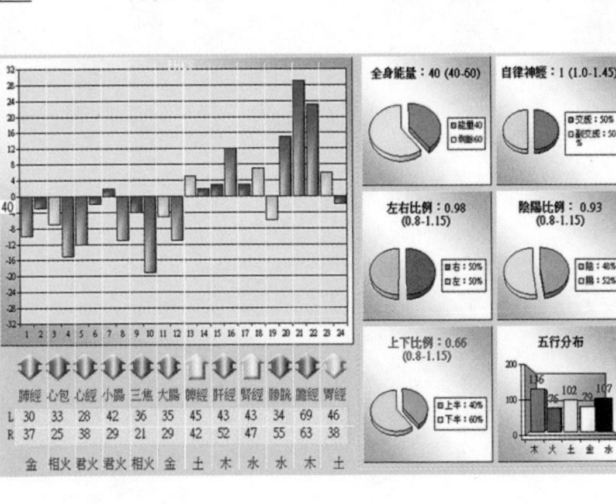

代表肝膽；「紅色」代表心和小腸，三焦和心包的狀況也對這個數值有些影響，但比例較心和小腸為低；「黃色」代表脾和胃；「白色」代表肺和大腸；「黑色」代表腎和膀胱。

每個顏色都有個數值，一共五個數值，總數是500。中線的100代表平衡值，理想的狀況是所有數值都是100，則為臟腑均衡的極致，正常情形不太容易出現。數值低於100為虛，高於100為實。

由於五個數值的加總為500，所以如果有個數值低了，必定有某個數值變高，而最高和最低的數值之間差異愈大，臟腑就愈不平衡。利用調理方法補了虛的臟腑，使其數值升高，原先高出來的臟腑數值也會自然下降，高低之間的差減小了，臟腑的平衡就改善了。

相反的，如果採用調理的方法降低實症高的臟腑數值，也能使虛的臟腑數值上升，減小了高低之間的差，而改善了臟腑之間的平衡。

因此，利用經絡檢測的結果選擇調理臟腑的過程中，解讀經絡檢測結果最簡單的方法，是檢視右下角的五行分布圖。計算出每個臟腑數值和標準值100的差異絕對值，這個數值最大的臟腑，即是當天需要調理的臟腑。

以下分別舉例說明：

圖一以黑色腎的數值最低，低於標準值28。雖然綠色肝的數值也高出28，但是有腎

虛的存在，可以判定此時的肝火屬於虛火，身體總體的狀況屬於腎虛，當天需要調理的方案即是補腎。這種情形由於肝虛火，泄肝時沒有能量可以釋出，是無法降肝火的；相反的，補了腎氣，肝虛火會自然消失。

再看看圖二，雖然綠色肝的數值136為最大，但是搭配圖三的十二經絡條狀圖後，可以看出是上虛下實圖，造成高數值肝火的原因是肺虛，仍以白色低於標準值21為主，判定屬於肺虛的狀況。當天需要調理的是補肺。

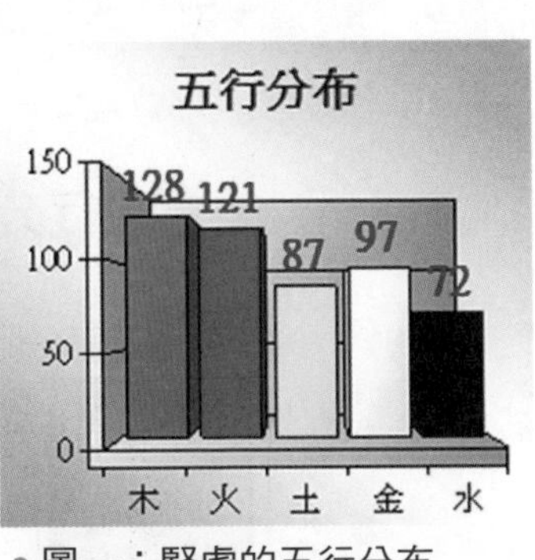

• 圖一：腎虛的五行分布

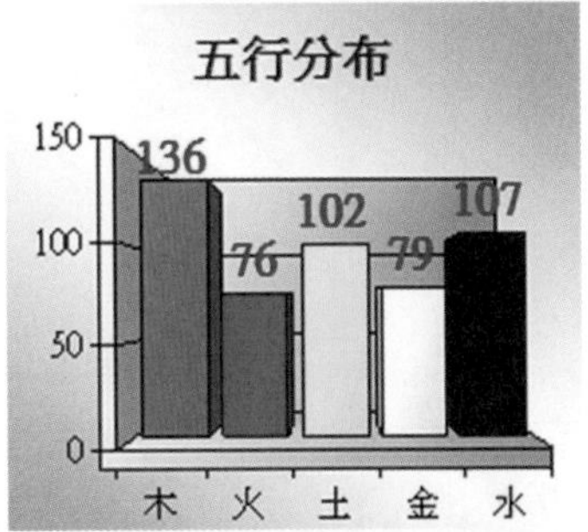

• 圖二：五行分布顯示肝火盛

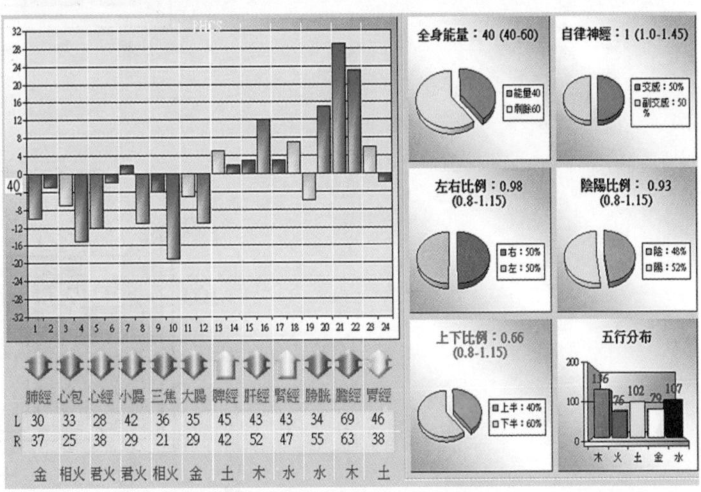

• 圖三：從十二經絡圖判斷肝火盛的原因是肺虛

圖四顯示肝火較盛，但黑色數值低於標準值4。雖然肝的數值最大，但根據經驗，這種同時存在腎虛的肝火屬於虛火，是腎虛所引起，調理時以補腎氣為佳。

圖五中黃色數值低於標準值24，是脾虛的現象，按摩心包經或補腎氣，都能改善脾虛。

圖六中紅色數值一支獨秀，高出標準值36之多，根據經驗超過30即屬異常。搭配圖七的十二經絡條狀圖，可以看出心包經的數值和心經同樣很高。從經驗來看，這種情形是心包積液過高的現象，立即進行心包經的按摩，五分鐘後再行量測，結果如圖八，心

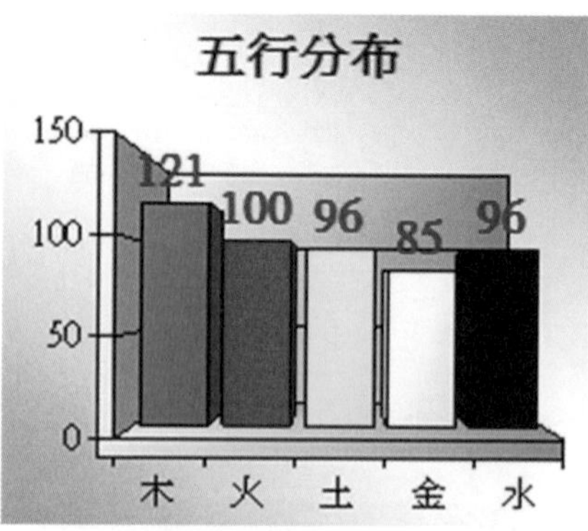

● 圖四：補腎氣降肝虛火

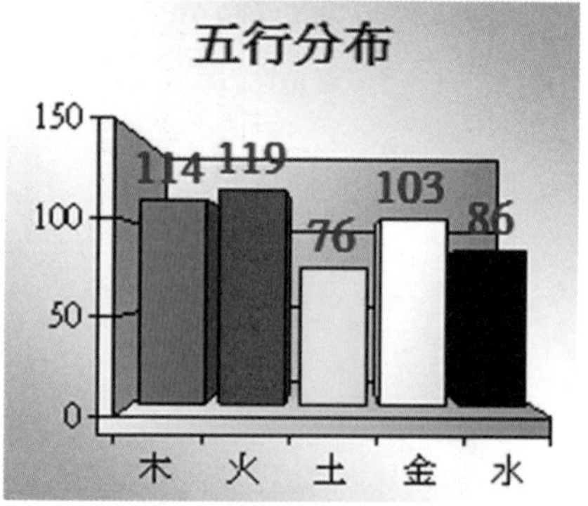

● 圖五：顯示脾虛的現象

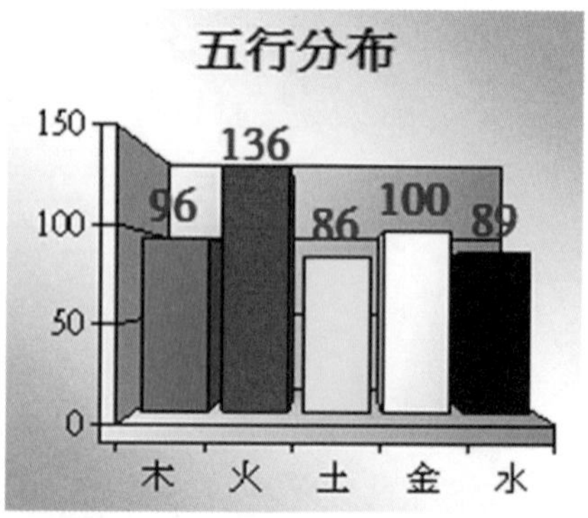

● 圖六：異常的心火過盛

包經和心經立即大幅下降，五行分布中的紅色也下降到正常範圍的20。這時即能看出腎虛值也低了20。顯然心火的高數值源自於腎虛，因此仍以補腎氣為調理方向。

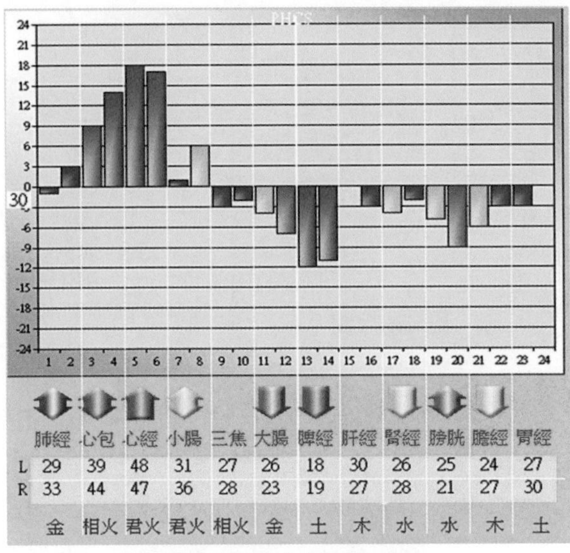

● 圖七：心包經的數值和心經同樣很高

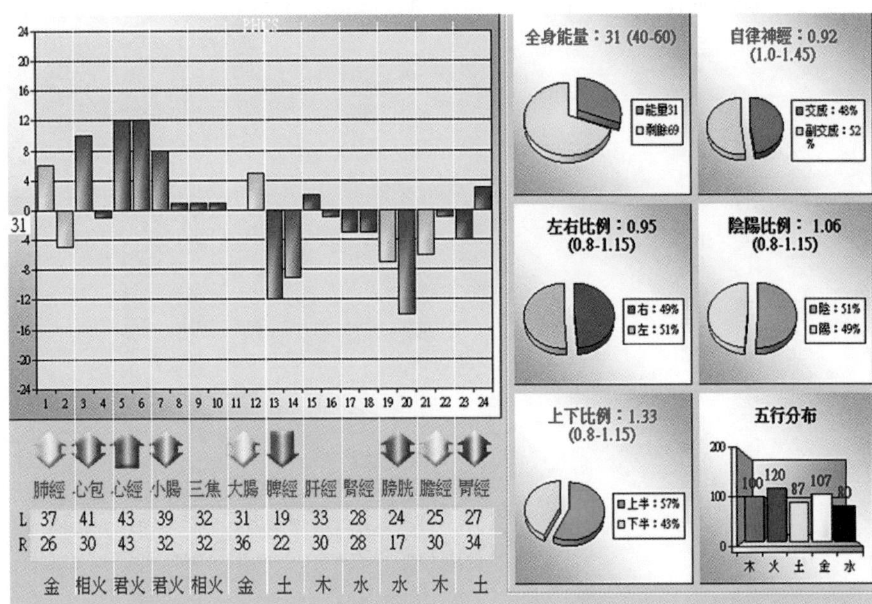

● 圖八：按摩心包經立即改善心火異常

有時候會有兩個臟腑是相同的最低數值，或最高和最低數值相等。這就需要由調理的人自己依據調理的工具，以及長久的經驗，進行判斷和選擇。

以氣場束調理為工具時，由於氣場束以補氣調理為主，面對現代人最常用的調理方案是補腎氣。在任何情形下，補腎氣都不會造成傷害，因此，如果檢測出來數據高低值相等，或兩個數值相同時，一般都是以補腎氣為優先。也可以做完一個療程，再做另外一個療程。

經絡儀除了用來決定調理方向之外，另一個功效是將生活中行為對健康造成的影響，具體顯示在檢測結果中。例如，晚睡是現代人的通病，而晚睡有害健康也是眾所周知的，但是至今沒有什麼直接的檢測方法能夠具體顯現晚睡真正的傷害，所以多數人仍心存僥倖的繼續晚睡。

圖九是晚睡的典型經絡檢測結果。一兩天晚睡在圖形上會顯現出肝火過高的現象；長期晚睡則造成肝火和心火都過盛。

怒氣或壓力的傷害也很容易在經絡檢測中顯現，如圖十中顯示肝和膽的實症，這種情形即是中醫所說「肝氣鬱結」所顯現的結果。如果經常生悶氣，或是長期處於壓力之下，檢測後就會出現這種圖形。而且只要一生悶氣，當天的檢測結果很快就能顯現，無所遁形。

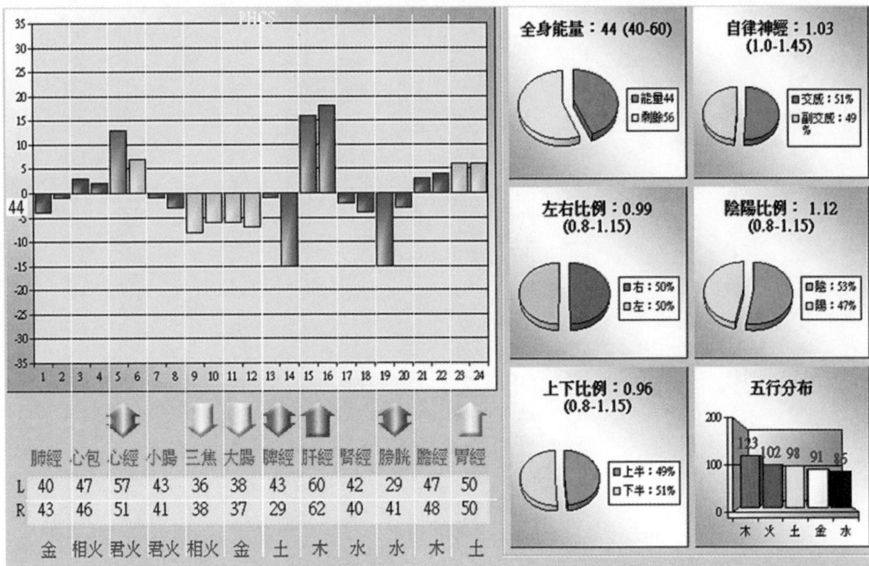

● 圖九：晚睡的典型經絡檢測結果

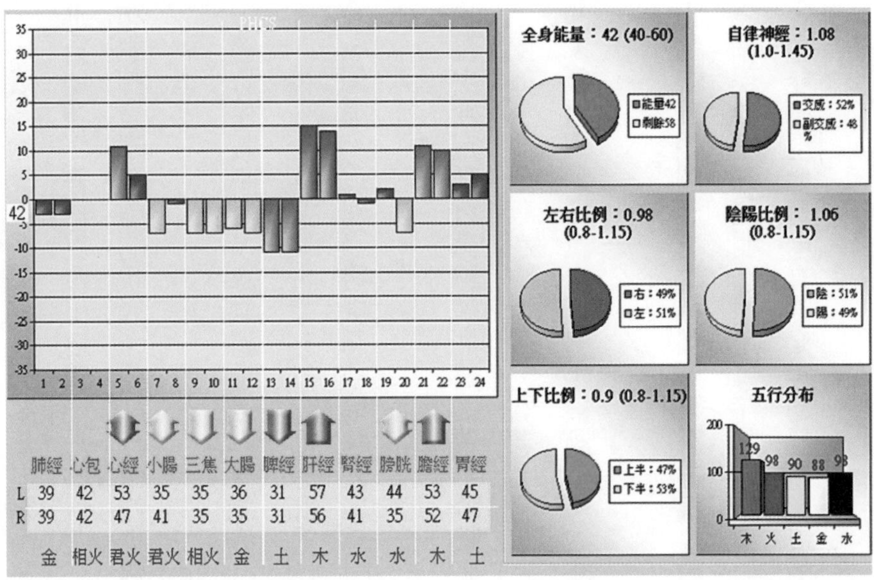

● 圖十：肝膽皆實的肝氣鬱結

經常生悶氣，除了傷肝之外，還會傷胃，形成胃的炎症或潰瘍。只要氣血略高，身體就會修復這一類胃部的損傷。這時候如果進行檢測，經絡就會出現圖十一的現象。圖中脾和胃都呈現較強烈的虛症，導致五行分布中脾呈現極虛的狀態，此即身體修復胃的現象。

另外，有些女士冬天不喜歡穿太多衣服，導致保暖不足，寒氣經常侵入身體。這種情形在經絡圖中也很容易顯現。如圖十二的左半邊，上半身狀況呈現肺、心包和心的經絡偏實，小腸、三焦、大腸（三者或其中二者）偏虛。這種經絡檢測結果在天氣偏暖時不易出現，多數出現在寒流期間。

一個朋友最近常覺得疲累，到醫院檢查，醫生判定是自律神經失調，做了睡眠檢測之後，發現睡眠時出現呼吸中止的次數過多。此外，他還有過敏性鼻炎的老毛病。有一天他來找我做經絡檢測，那天剛好是寒流期間，氣溫不到攝氏十五度，檢測呈現的圖形如圖十三。

圖中顯現三焦和大腸都是虛的，是保暖不足的典型圖形，這種圖形只有在低溫的天氣會出現。這位朋友的心火和肝火都旺，這三個現象正好說明了他所有症狀的原因。他的運氣很好，在氣溫低的時候做了經絡檢測，才能發現他有穿衣不保暖的習慣。這個問題在氣溫高的時候是檢測不出來的。

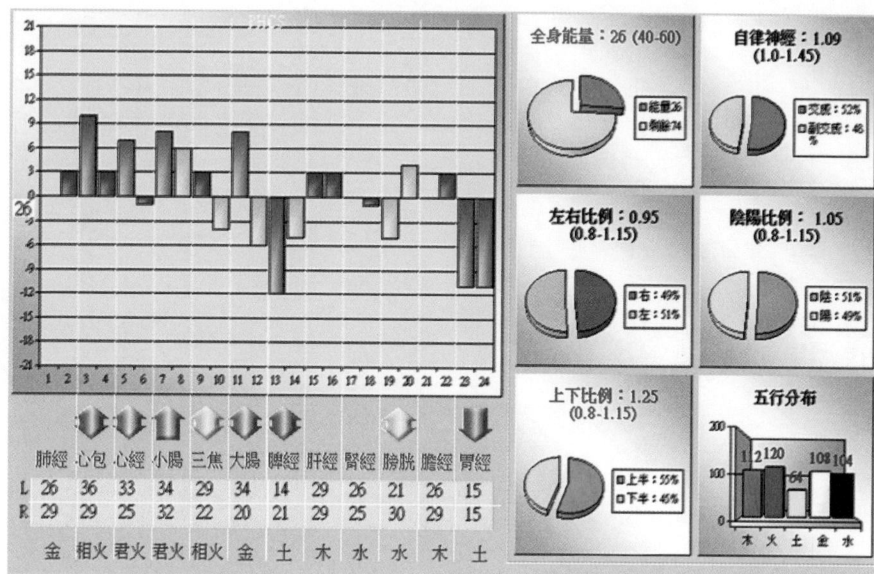

• 圖十一：修復悶氣的胃痛

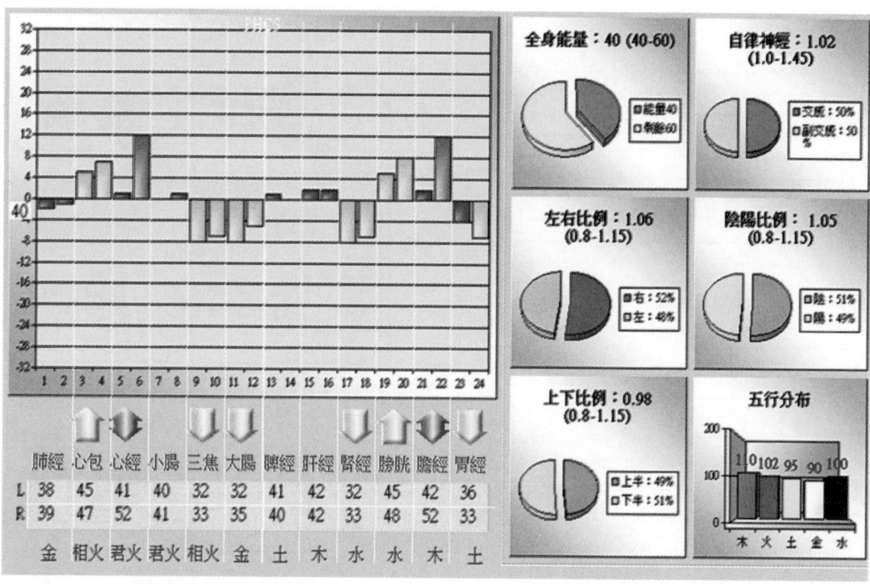

• 圖十二：保暖不足寒氣入侵

他的穿衣習慣是不喜歡穿太多，雖然意志力可以克服冷的感覺，但是寒氣的侵入卻不會因意志力的強弱而改變。經常穿得不夠暖，寒氣就會不停的侵入身體。

他先天體質不錯，氣血還不算太差，當寒氣積到一定程度，就開始啟動排寒，於是就不停的打噴嚏，被西醫判定為過敏性鼻炎；而且經常處於鼻塞狀態，即使在睡眠中也是如此，就形成睡眠時的呼吸中止症。

這些症狀雖然不只有一種，卻都只源自於他的一個不良穿衣習慣。如果不是這種檢查和推理，很難想像一個人的穿衣習慣會直接影響他的睡眠。

而他在經絡檢測中顯現的心火和肝火旺，說明他有長期晚睡的習慣。晚睡會使

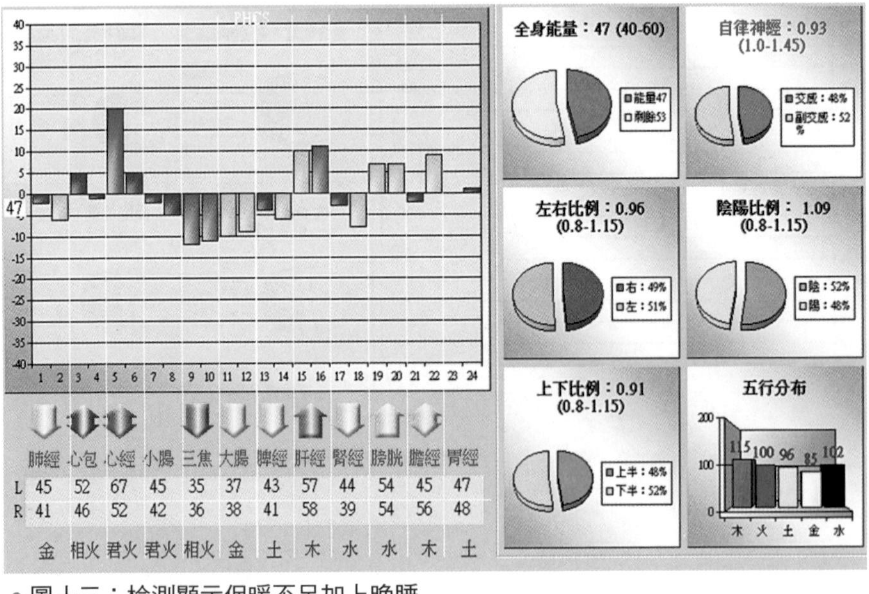

	肺經	心包	心經	小腸	三焦	大腸	脾經	肝經	腎經	膀胱	膽經	胃經
L	45	52	67	45	35	37	43	57	44	54	45	47
R	41	46	52	42	36	38	41	58	39	54	56	48
	金	相火	君火	君火	相火	金	土	木	水	水	木	土

全身能量：47 (40-60)　能量47　剩餘53

自律神經：0.93 (1.0-1.45)　交感：48%　副交感：52%

左右比例：0.96 (0.8-1.15)　右：49%　左：51%

陰陽比例：1.09 (0.8-1.15)　陰：52%　陽：48%

上下比例：0.91 (0.8-1.15)　上半：48%　下半：52%

五行分布：木 115　火 100　土 96　金 85　水 102

● 圖十三：檢測顯示保暖不足加上晚睡

睡覺時身體仍處於肝火旺的狀態，不易進入熟睡。長期睡眠品質不良，自然使他經常感覺疲累。

這個例子再一次說明，許多慢性病是自己某一個錯誤的生活習慣所造成的結果。透過經絡檢測，可以找出問題的根源。

知道了問題根源，修正自己的行為，才有機會真正的根除慢性病。這種生活習慣創造出來的慢性病，利用藥物治病的傳統方法無法真正克服疾病，而這也是中醫所說「治因不治果，治病不治症」的最佳詮釋。

以上這些實例，說明經絡儀可以即時反應身體的變化，而且某些對身體會產生傷害的習慣與行為，很容易從經絡檢測中顯現出證據。例如，晚睡會使肝火和心火升高；生氣會使肝和膽的經絡數值上升；天冷時衣服穿得不保暖會使三焦和大腸異常的虛等。

這些經絡儀顯現的結果，將生活中不良習慣所造成的傷害具體化、數據化的顯現出來，讓人更能心生警惕而加大改變的決心。

從經絡檢測看心包經按摩後的效果

有些人會懷疑按摩經絡這麼簡單的動作，真的可以改善健康嗎？以往中醫的治療效果都靠感覺或觀察，好像很難說服大眾，但有測量的儀器後，就可以利用數據來證明，以下是簡易心包經按摩前後的測量實例。

當時一位朋友身體出現不明原因的不適，卻說不出哪裡不舒服。做了經絡檢測之後，發現他的心包經出現較高的實症，整個經絡呈現出上實下虛的明顯失衡（如左頁上圖）。根據經驗，這種情形應該是心包經阻塞的現象，如能按摩心包經，有機會大幅改善經絡的失衡狀態。

左頁這兩張圖是按摩前後經絡圖的變化。上面那張是按摩前，可以看到心包經有較高的實症；下面是按摩後立即經絡檢測的結果，兩次檢測相距四分鐘。比較兩張圖，可以看到整個上半身的實症全都下降，下半身的虛症也大幅上升，整體經絡失衡的狀態大幅改善。

有了儀器的輔助，可以看出並證實簡易心包經按摩功效，方法雖然很簡單，但是在身體不適時卻能有很大的改善效果。這種古老而簡單的保健方法，花費少、效果好，就算未來有更新的科技手段出現，仍然難以取代。

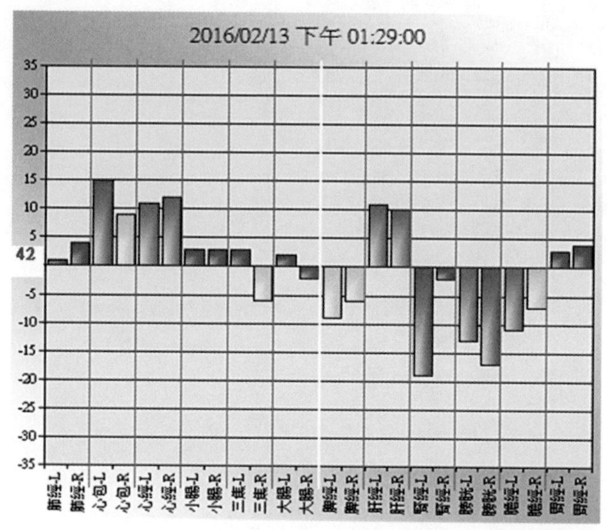

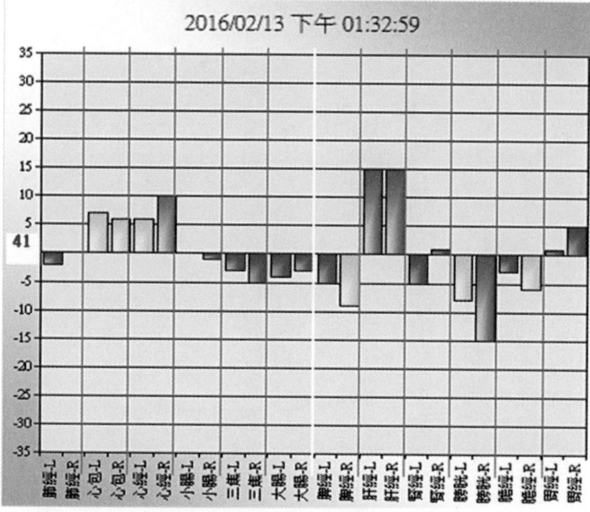

• 簡易心包經按摩前後經絡的變化

chapter 23

更專業的研究工具：實時監測經絡儀

由於研究工作的需要，一直希望有部實時監測經絡儀，可以觀察經絡調理過程中各個經絡的即時變化。

經過多方搜尋和打聽，卻一直沒能找到適合的。以傳統良導絡經絡儀量測皮膚表面的阻抗，需要量測時在皮膚上通過大約100微安培的電流，雖然這種電流不會造成皮膚的損傷，但是卻會改變皮膚的電特性。因此，同一個穴位不能在很短的期間重複量測，必須等待皮膚的電特性恢復原來的狀態才能再次量測，這使得良導絡經絡儀的量測方法無法實現實時監測的目的。

二〇〇一年，台灣一家科技公司開發了新的經絡儀技術，利用電感量測手段，直接量測經絡中的微電流。這種方法不需要在皮膚上通過電流，可以任意重複在同一個穴位量測，使得實時監測經絡儀的實現變成可行。

在和新技術的研究團隊討論之後，他們接受了我的想法，決定投入開發實時監測經絡儀。經過四年的努力，於二〇一三年完成原型機的開發，正式的產品則直到二〇一五年才完成。

實時監測經絡儀和單點檢測經絡儀最大的差異，在於單點檢測時必須手持探測器，一個穴位一個穴位的量測。從形象上會讓人感應到檢測時的壓力，而且位置容易有偏差，對準確度造成影響。

實時監測經絡儀檢測，要先將二十四個探測器固定在穴位上，然後在做經絡調理時，直接從電腦螢幕觀察所有經絡的變化，形象上和現代醫學的心電圖檢測極為近似，檢測結果也讓使用者和被測者更具有信心，可信度相對提高，更容易為大家所接受。

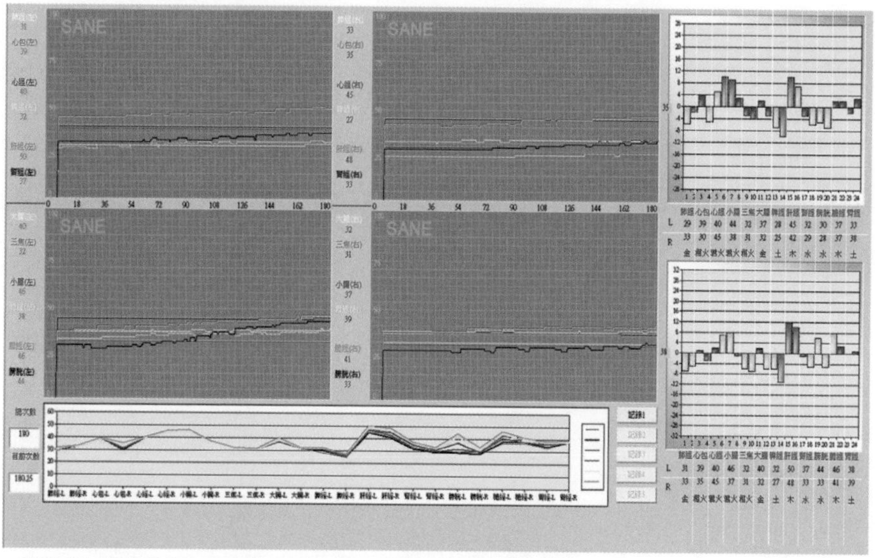

● 利用氣場束的調理過程中實時監測經絡儀顯現的畫面

實時監測經絡儀主要應用於專業的病理研究，而非一般的臨床應用。例如，在發展氣場束的調理穴位組合時，利用實時監測經絡儀觀察氣場束在不同的穴位施治時，所有經絡的變化過程，用以選定最佳的穴位組合。同樣的，在其他的經絡調理方法上，也可以利用實時監測經絡儀發展新的治療或調理方法。

綜合以上所述，實時監測經絡儀的研發成功，可以說是中醫科學化過程中的重要里程碑。

chapter 24

睡眠的儀器檢測與調理

我在前兩本書中都談到睡眠的重要性，後來有許多人調整了作息，健康也都獲得改善。但還是有一部分人雖然想早點睡，卻因為很難入睡或睡眠品質很差，無法感受到睡眠對健康的助益。

同時前面章節也提過，身體大多數重要臟腑都是在夜間睡著時進行修復。如果沒有好好睡覺，讓大腦充分休息，身體就沒有足夠能量啟動自癒機制，在我們睡覺的時候進行自我維修。

而當我們割傷皮膚時，在復原過程中會出現紅腫、發癢、結痂等各種異常和不適，這些現象可以說明，身體的異常和不適並不完全是身體故障，其實有許多的不適，是身體內部自癒機制啟動修復所造成的暫時現象。在皮膚傷口復原的過程中，人類的醫藥只能做些消毒，防止細菌感染，修復的工作都是由身體自行運作。

睡眠是提供能量的關鍵時刻

身體修復最需要的是能量，當我們醒著時，大腦就消耗了大量的能量，身體其他部位能夠分配到的能量非常有限。因此，身體出現重大損傷時，最好能多睡覺。睡眠時大腦不再占用血液，大量的能量可以轉為修復用途，才能使修復過程更快完成。

造血是身體另一個非常重要的工作。身體能量系統主要是將每天吃進的食物進行分解重組，再轉換成身體可能運用的能量形式，如血液及身體內部的各種體液。這個工作和身體的修復同樣繁重，在我們醒著時（大腦占用了大量能量的狀態），造血機能只能維持很低效率的運行，必須要等到人睡著了，大腦中的大量能量釋放出來，造血工作才能真正的展開。

人體被設計成白天活動、夜間睡覺，主要就是

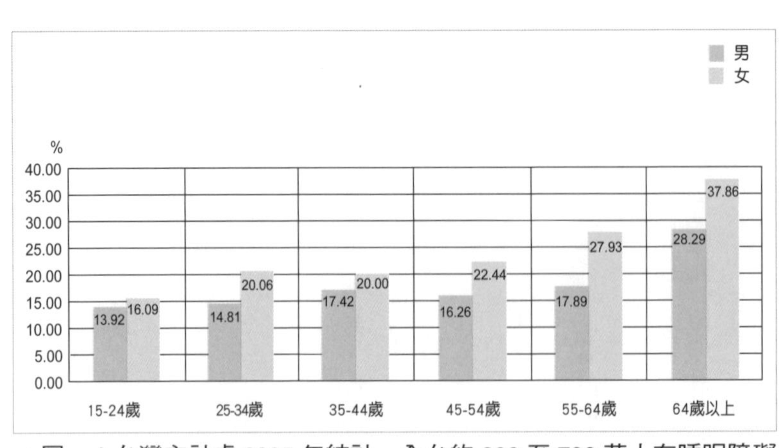

● 圖一：台灣主計處 2005 年統計，全台約 600 至 700 萬人有睡眠障礙問題，大約占總人口的三分之一。

把造血及修復的工作安排在夜間進行。因此，夜間睡眠不足或睡眠機能不良，不但會使氣血不斷下降，身體的修復機制也會受到影響。大多數的慢性病，是依賴身體修復機制才有機會康復，例如前面章節談到的痛風及乾癬。

因此，可以說良好的睡眠是慢性病調養的核心元素。如果睡眠品質好，健康就有機會逐步上升，使慢性病逐漸改善或減輕症狀。反之，沒有良好的睡眠，慢性病患者做任何治療或調養都很難收到成效，健康惡化則是必然的結果。

多數人雖然知道睡眠對健康的重要性，但礙於自身的睡眠障礙，無法做到想睡就能睡，或者即使睡著也沒有好的睡眠品質。而根據統計，像這樣有睡眠問題的人愈來愈多，在很多已開發國家個別的統計中，具有睡眠障礙的人口比例都超過三分之一。圖一是台灣在二〇〇五年的統計數字，看來確實如此。

◆以儀器檢測睡眠

有些人每天睡很長的時間，可是健康並沒有因此改善。原因可能是睡眠品質不好、熟睡比例太低、睡眠的效率不足，雖然睡覺時間長，卻沒有太大的效果。利用儀器進行睡眠檢測，可以明確找出問題，知道問題的嚴重程度，才能進一步尋求對策。

通常睡眠都是通過腦波來檢測。這種檢測方法，需要在頭部接上許多條電線，才能從腦波檢測出睡眠狀況。

不過由於儀器龐大，系統複雜，像這樣的檢測方式只能在醫院進行，而且它還有兩個缺點：

一、本來就睡不好的人，換到醫院不熟悉的床和環境，又接了那麼多條線在頭上更睡不好，檢測結果和實際情形可能有很大的差異。

二、這種檢測需要占用醫院的病房，檢測成本非常高。

因此，美國哈佛醫學院睡眠研究中心累積數十年的研究經驗，發展出利用心電圖檢測睡眠的技術。只要在受測者胸口貼上小型的心電圖訊號檢出設備，就能記錄受測者整夜睡眠的心電圖。第二天再透過網路把記錄資料傳送到網上的伺服器，幾分鐘之後就能由伺服器傳回檢測結果。

這種檢測手段完全不需要占用醫院床位，受測者可以在家中自己的床上直接檢測，而且貼在胸口的檢測器體積很小，是由電池驅動，使用時不用外接電線，不會對睡眠造成影響。這樣的做法不但可以檢測出最真實的睡眠狀況，檢測成本也遠較腦波檢測低很多。（這個系統和前面介紹的人體複雜系統指標檢測，是屬於同一個系統的兩種不同功能。）

圖二是睡眠檢測報告的樣本。其中有一欄是睡眠狀態分析，用各種不同顏色來顯示睡眠的各種狀態：

・綠色代表熟睡。

・黃色代表淺睡。

・藍色代表醒或做夢。

・紅色代表呼吸不穩定。

此欄目記錄睡眠每一刻的狀態，並且做成統計。

顯然這份報告的主人睡眠品質很差，整晚熟睡時間只有兩個小時，相對地淺睡的時間太高了，而且淺睡時間中做夢的比例很高，就算睡眠時間接近八小時，睡眠的效果也必定很差。

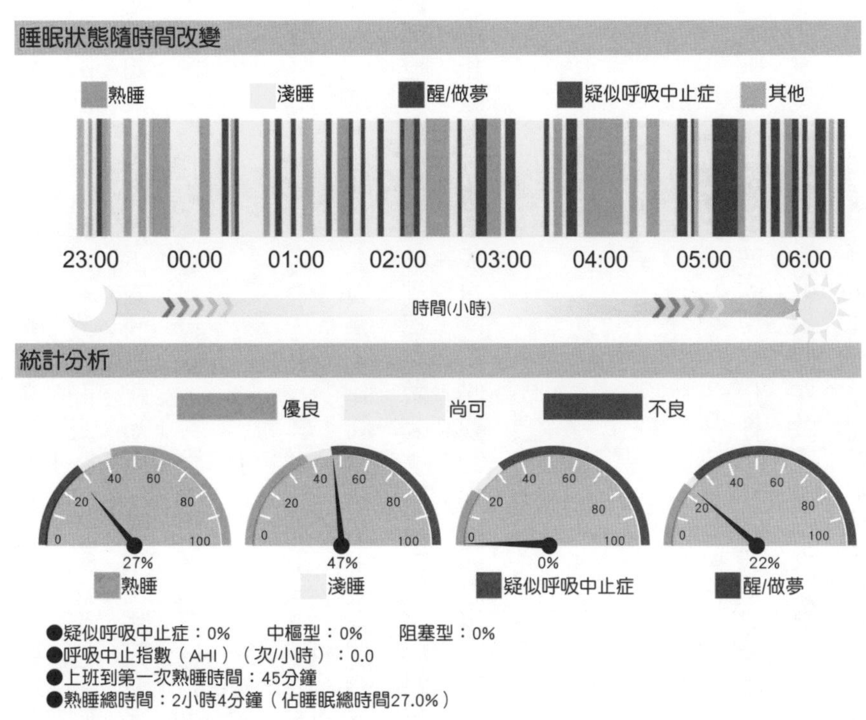

• 圖二：睡眠檢測報告（一）

這樣的報告對於想要改善睡眠和健康的人很有用，可以透過報告知道自己睡眠的真正狀況。剛開始先嘗試早睡，每天提前兩小時入睡，一段時間之後，再量測整個睡眠品質是不是有改善？改善到什麼程度？如果結果都是正面的，就知道早睡和晚睡對睡眠有多大的影響了。改善的趨勢或惡化的趨勢都能夠被儀器證實，對於調整生活作息的決心和堅持有很大的幫助。

此外，這種報告對於中醫師也很有用。以這份報告為例，這個人顯然有淺眠和多夢的問題。過去這些訊息多半來自病人口述，有時病人只是入睡前後有一小段時間淺眠，或睡醒前幾分鐘做了夢，卻感覺自己睡得很淺，或整夜都在做夢。病人提供這種錯誤的訊息，很容易讓醫生做出錯誤的判斷和處方，也造成自己不必要的憂慮和恐慌，因而真的使睡眠狀況逐漸惡化。

◆──睡眠檢測了解自己睡眠的真相

在睡眠障礙患者中，有部分的人睡眠不一定有問題，而是性格傾向於追求完美，往往會把一些小缺陷無限放大。一個朋友長期抱怨自己整夜都在做夢，白天總覺得很累。我建議他做一次睡眠檢測，發現他做夢的時間並不長，只有晨間將醒前做的夢比較長。

由於醒之前的夢在醒來後容易記得，才會讓他誤以為整夜都在做夢。朋友先後做了幾個晚上的睡眠檢測都是如此，從此他再也不擔心自己做太多的夢，放下憂慮後，睡眠狀況就更好了。

以下是另一個自以為睡眠不好的實例。從圖三這份檢測報告中可以看出他的熟睡比例，睡眠總時間都非常好，在平均水平之上。唯一的問題是在夜間2:00和4:00有兩段藍色區塊，是半夜醒來的現象。

他第一次醒來後，一躺下就又開始做夢，隨後進入熟睡；第二段醒來也很快進入了熟睡。實際上，兩次的半夜醒轉對他整體的睡眠並沒有影響。他為了睡眠不好到處求醫，一直沒有進展，直到看了檢測報告，才知道自己的睡眠根本沒有問題。

由此可見，睡眠檢測是非常必要的，建議所有睡眠有問題的朋友，一定要了解自己睡眠的真相。與其猜測憂慮，不如直接面對，很可能檢測結果出來，根本沒問題，睡眠問題自然就解決了。

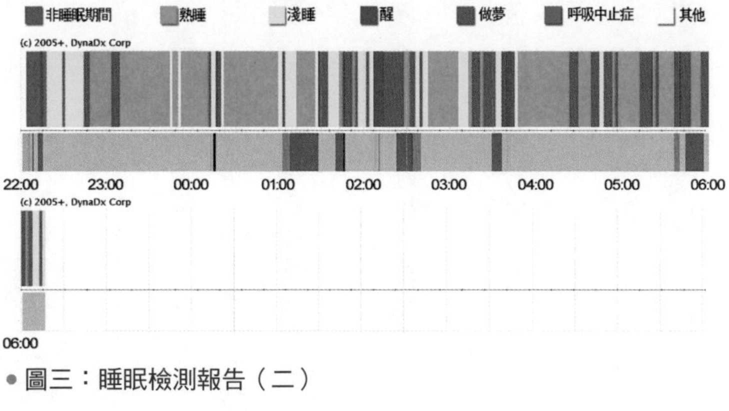

● 圖三：睡眠檢測報告（二）

◆──睡眠周期的概念

在進入睡眠檢測案例之前，讓我們先對睡眠周期有基本的概念。

通常一個晚上的睡眠分為四至五個周期，每一個周期大約九十至一百分鐘，會從淺眠慢慢往深度睡眠發展，然後再往淺眠發展，進入下一個周期。兩個周期轉換之間最容易醒過來。因此，半夜醒轉後不用太在意，只要不讓自己過度清醒，多半有機會繼續入睡，對於整體的睡眠品質並沒有太大影響。

人的睡眠中有五個不同的周期狀態，分別是：入睡期、淺睡期、熟睡期、深睡期、快速眼動期。

入睡期：這個狀態是從醒著開始，入睡時才會出現，昏昏欲睡就屬於這一階段。此時腦波開始變化，頻率漸漸變緩，振幅漸漸減小，以 α 波為主。

淺睡期：第二階段，開始正式睡眠，屬於淺睡階段。這時候腦波會逐漸呈現不規律的狀態，頻率與振幅忽大忽小，以 θ 波為主頻率，大約在**4~7Hz**，另外穿插**12~14Hz**的頻率。

熟睡期和深睡期：第三和第四階段，屬於沉睡階段，這時不易被叫醒，腦波以 δ 腦電波為主頻率，大約在**1~4Hz**。

快速眼動期：這是第五階段，腦波迅速改變，出現與清醒狀態時相似的高頻率、低波幅腦波，但其中會有特點鮮明的鋸齒狀波。睡眠者常會翻身，很容易驚醒，看似又進入第一階段睡眠，但實際是進入被稱為快速眼動睡眠（rapid eye movement sleep，簡稱REMs）的睡眠階段。此時除了腦波的改變之外，眼球會呈現快速跳動現象，如果將其喚醒，大部分人會說正在做夢。因此，REM就成為第五個階段的重要特徵，也是心理學家研究做夢的重要根據。

（前面四個階段的睡眠大約六十至九十分鐘，均不會出現眼球快速跳動現象，故統稱為非快速眼動睡眠（non-rapid eye movement sleep，簡稱non-REMs）。）

在整夜睡眠中，人們通常會經歷四至五次這樣的睡眠周期，循著順序進行各種睡眠狀態的變化，入睡期、淺睡期、熟睡期、深睡期、熟睡期、淺睡期、快速眼動期、淺睡期、熟睡期、深睡期……。

睡眠周期會隨著時間和年齡而有所改變。例如，快速眼動睡眠在周期中持續的時間愈來愈長，每晚最後一次可長達一小時，所以大多數的夢都發生在下半夜。再如新生兒的快速眼動睡眠占的時間最多，約占睡眠時間的一半。一般大學生的睡眠，淺睡期約占全時間的50％，深睡期約占15％，快速眼動睡眠則約占25％。老年人一夜中出現快速眼動睡眠的時間約在18％左右。可以據此推論，嬰兒的夢遠比成人要多，老年人睡眠時做夢較少。

除了正常的睡眠模式外，根據睡眠檢測系統的觀察檢測，發現人們有不同類型的睡眠障礙，一般可以分為入睡時間太長、睡眠總時數異常、淺眠比例過高、呼吸障礙比例過高、做夢比例過高等幾種。以下分別敘述，提供大家做為改善睡眠的參考。

◆──睡眠障礙的類型一：入睡時間太長，不易入睡

入睡時間就是躺下準備睡覺到真正睡著的時間。睡眠檢測系統設定入睡時間超過三十分鐘，則屬於不容易入睡的異常狀態。這是失眠最主要的症狀，可能原因有幾種：

❶心中有事，腦子裡想個不停。

如父母擔心孩子的問題，上班族擔心工作的問題、感情問題……等，都會讓人不易入睡。這種問題並不屬於醫療技術所能解決的範圍，要靠自己找出解決方案，最好避免在睡前一兩個小時思考或和別人討論這類問題，也可以藉著看其他的書來轉移思緒。

❷白天睡太多，到了晚上完全沒有睡意。

如果要改善這種情況，白天午睡時間最好不要太長，以一個小時以內為限。

❸長期生活作息不良，經常晚睡。

由於睡眠是養腎氣最重要的方法，如果長期睡眠不良，腎氣必定低下，使得心和肝處於相對高亢的狀態。這種不是自身能量高，而是因腎的低能量形成相對高的關係，稱為虛火。虛火會使血液集中在頭部，讓人呈現亢奮狀態而難以入睡。即便入睡後，也會由於大腦呈充血狀態，而像一部沒有關機的電腦，睡得很淺，經常做夢。

晚睡的習慣愈久，腎氣愈虛，睡眠障礙的情況愈嚴重。調理重點主要在補腎氣，可分為滋陰和補陽兩個方面。中醫概念的陰是物質性的，滋陰也就是進補，最好找中醫師開方調理；陽則是能量或機能，補陽方法有兩種，一種是修練氣功，另一種是睡眠，白天和晚上的睡眠都能提升身體的腎氣。

有睡眠障礙的人因睡不著而無法提升腎氣，不提升腎氣又讓人更睡不著，形成了惡性循環。因此，克服初期這種循環是最重要的一步，可以利用一個較長的休假期間（至少一星期）讓身體自然的睡。所謂自然的睡，是無論白天還是晚上，想睡就睡。

剛開始時，可能睡眠時間很混亂，完全沒有規律。這樣完全放鬆的情形，隨著睡眠時間的增加，腎氣可以有效提升，使臟腑趨於平衡，心火、肝火、肺熱等虛火也會自然消失。此時身體會出現非常疲倦的感覺，愈睡愈累愈想睡。每天睡眠時間逐漸增加，每一次的睡眠時間愈來愈長。慢慢的，夜間的睡眠時間也會愈來愈長，這時候就可以有意識的調整到正常的睡眠時間。調理過程中如果能搭配一個經絡推拿師，在前面幾天每天做一次全身經絡的推拿，進展會更快，效果也會更好。

❹飲食不均衡，營養不良。

身體長期缺乏蛋白質，導致形成陰虛體質，不易入睡，多食用易吸收的高蛋白營養補充品，很快就會改善。市場上一些宣稱有改善睡眠功效的保健食品，主要都是針對這一類的失眠狀況，其主要成分多半是各種胺基酸、多種維他命和礦物質等。

❺受情緒的影響。

例如生氣，也會使肝火旺盛，嚴重時心火會跟著上升。這種情形會讓身體亢奮，加上腦子充滿怒氣，更無法入睡。如果是這種類型的失眠，首先要自己消除怒氣，平復情緒；其次按摩肝經和膀胱經，有助於泄除肝火、排除肝膽濁氣。但是最重要而有效的方法還是調適自己的心情。在盛怒的情緒未消除前，按摩膀胱經，進行肝膽濁氣的排除，可能會使能量大量流失，而造成身體更大的傷害，因此按摩之前最好能先平復情緒。

❻受藥物或疾病治療的影響。

有一些藥物會讓人非常亢奮。例如多數類固醇都會影響睡眠，洗腎後當天晚上也會很不容易入睡。服用類固醇無法入眠，目前沒有改善的方法；洗腎後不易入睡，最好把洗腎時間改到早晨，並和洗腎醫生商量，適當調整洗腎排水的量。洗腎時如果排水的量太大，會使供水的肺系統過度勞累，呈現肺熱的狀態，這種狀態也會很不容易入睡。

◆睡眠障礙的類型二：睡眠總時數異常

睡眠時數異常可以分為兩種：睡眠時數過長和睡眠時數太短。根據哈佛醫學院的研究，平均的睡眠時數會隨著年齡而改變（如表二）。

正在生氣時不能做經絡調理

一位長輩有次進行拔罐時，接了一個電話，聽了電話後很生氣。這個時候正好拔到膀胱經的肝腧穴，拔罐師傅沒注意他正在生氣，只覺得肝腧穴不斷的滲出血來，以為這個部位有很多的瘀積，就在那個部位拔了很多次。結果第二天這個長輩下半身就癱瘓了。

這個實際發生的例子讓我非常驚訝，我猜測可能是生氣時大量的氣血能量帶著肝膽濁氣，循著肝膽的經絡往膀胱經流動，而這個時候正好在進行拔罐，大量的「氣」從那裡流出去，才會對身體造成那麼大的傷害。

這個例子讓我明白，一個人情緒正處激動時，最好不要做任何經絡的調理。不管是喜、怒、哀、樂、悲、憂、恐，各種情緒都一樣，一定要等到情緒平復之後，再進行經絡調理。

圖四是一個睡眠時數略短，但睡眠品質良好的例子。以下分析這張圖表：

・這個實例的睡眠總時數僅五小時四十分鐘，如果案例的主人年齡在四十至六十歲之間，其理想的睡眠時數是至少七小時。

・淺睡與醒／做夢的發生也不頻繁，睡眠受干擾程度小。（醒和做夢在檢測上是同樣的狀態）

・沒有睡眠呼吸中止現象。

・熟睡與淺睡的轉換周期約每九十分鐘一次，且下半夜淺睡與做夢的比例會逐漸增加，健康的睡眠生理也包括適度的淺睡與做夢，此案例的睡眠品質是典型正常健康人的睡眠結構。

睡眠時數過長又可以分為兩種情形：第一種是暫時性的睡眠時數過長；第二種是長期性的睡眠時數過長。

暫時性的睡眠時數過長，常常是因為長期

年齡	3-6	6-12	12-15	16-20	20-40	40-60	60-70	70-80	80 以上
睡眠時間（小時）	11	10	9	8	7.5	7	6.2	6	5.8

● 表一：不同年齡的平均睡眠時數

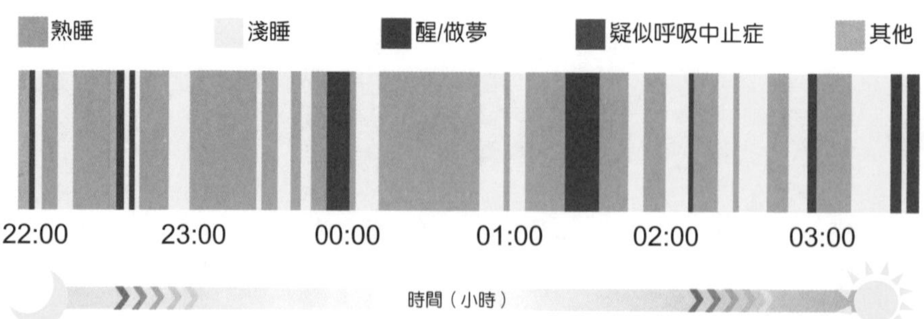

● 圖四：睡眠時數略短，睡眠品質良好的睡眠

作息不良，剛開始調整作息，或經過中醫推拿、藥物治療之後，出現極度疲倦的現象。這種疲倦現象，有的只有兩三天，有的會持續一兩個星期，主要發生在身體處於長期透支狀態的人身上。這種人每天使用的能量大多數是透支肝火而來的。調整作息或中醫治療之後，腎氣提升了，肝火被泄除了，身體沒有透支能量的支撐，就出現極度疲倦的現象，實際反應了這個人本來的能量狀態。

這種疲倦的現象，需要等身體經過大量睡眠之後，補充的氣血足夠支撐身體時，才會慢慢回復正常。但是停止透支氣血後，每天身體能量用盡時，就會出現疲倦的現象，看起來比本來透支氣血時還沒精神。如果長期都能維持良好的睡眠時數和品質，氣血會繼續上升，而隨著氣血的上升，精神會愈來愈好，也就愈來愈不容易疲倦，睡眠時數過長的問題也會自然消失。

長期性的睡眠時數過長，有兩種可能性：第一種可能是有下列原因使造血效率變差，導致身體必須加長睡眠時間。例如腸胃吸收能力較差、吃得太快沒有充分咀嚼，或內分泌失調、身體消化液分泌不足、沒有在最佳造血時段入睡等因素。

這些因素會使身體的造血效率低，雖然睡眠時間很長，身體卻沒有產生足夠的氣血能量，只好加長睡眠時數。如果是這種情形，只要找出原因，針對原因進行調理，就有機會改善睡眠時數過長的問題。另一種可能則是目前還不明原因的嗜睡症，整天昏昏沉沉的。

◆——睡眠障礙的類型三：淺眠比例過高

圖五的案例中，綠色熟睡比例很少，大多數是黃色的淺眠和藍色的醒或做夢。

根據哈佛醫學院的研究，不同年齡的人應有的睡眠時數，其中理想的熟睡比例在41.4%～65%之間。低於41.4%的熟睡比例，屬於太低的不良睡眠品質；高過65%的熟睡比例，則說明可能身體有某種疾病，大腦的運行不正常。由於熟睡比例過低，睡眠的效率很差，即使睡很長的時間，第二天還是很疲倦。

通常當身體處於肝陽上亢的狀況，比較容易形成淺眠的睡眠狀態。這種肝陽上亢多半由於過度勞累造成肝火透支。因此，避免過度勞累，白天疲倦時適度休息，都能避免形成肝陽上亢。

另外，如果能養成長期早睡的習慣，就能慢慢降低淺眠的比例。在睡前用熱水泡腳，也能改善淺眠比例過高的

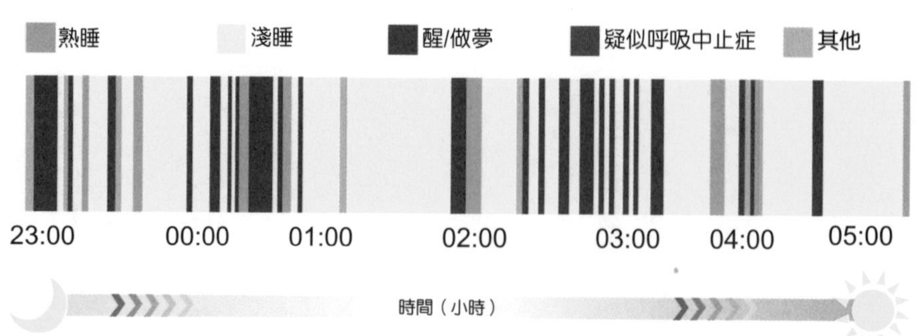

● 圖五：淺眠比例過高的睡眠

問題。必要時還能請中醫師開處方調理。

一般來說，淺眠比例較高的人，多半性格比較容易緊張或性急，對自己或周圍的人要求較高。因此，性格上的調整也可能改善淺眠問題。

◆——睡眠障礙的類型四：做夢比例過高

圖六的案例，做夢的藍色幾乎占了整個晚上大多數的時間，顯示整晚都在不斷做夢。

而熟睡比例過低，說明睡眠效率低，即使睡很長的時間，第二天還是很疲倦。做夢時間過多，也就是中醫診斷「多夢」的症狀，和淺眠是類似的原因，都是肝陽上亢時的現象。至於為什麼同樣是肝陽上亢，卻有的人多夢，有的人淺眠？在目前僅限於生理的中西醫知識裡，暫時找不出兩者差異。因此，在目前的狀況下，兩者的調理方法是相同的。

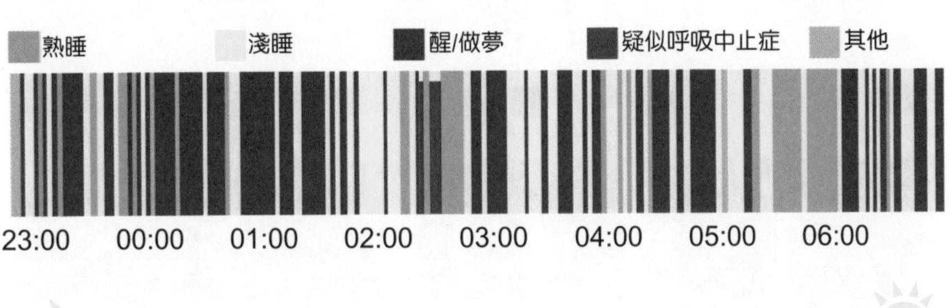

● 圖六：做夢比例過高的睡眠

◆──睡眠障礙的類型五：呼吸障礙比例過高

圖七的案例，紅色比例占了大多數的時間，這是一個很嚴重呼吸中止症的患者。同樣熟睡比例過低，睡眠的效率差，即使睡眠時間很長，第二天還是很疲倦。

有些人睡眠時會出現呼吸中止症，是由於上呼吸道（包括鼻咽、口咽及喉部）發生反覆性塌陷，呼吸道受阻，造成呼吸費力且變淺，嚴重的會因空氣通道堵塞，吸不到空氣而窒息。

肥胖的人多數是經絡阻塞，皮下體液通道中充塞了大量的垃圾，才形成肥胖。這種經絡中阻塞的垃圾，不但會堆在身體外部體表的皮下，同樣也會堆在呼吸道內側表皮的組織之中。也就是身體的發胖不只是往外側長肉，也會往身體內側長肉，使得呼吸道變窄。

這些由垃圾形成的組織，肌肉張力不足，很容易塌陷，堵住呼吸道。也有人是因為先天下巴較小或後縮、扁桃腺過大或先天顱顏缺陷，造成氣道狹小，因而形成呼吸中止的症狀。

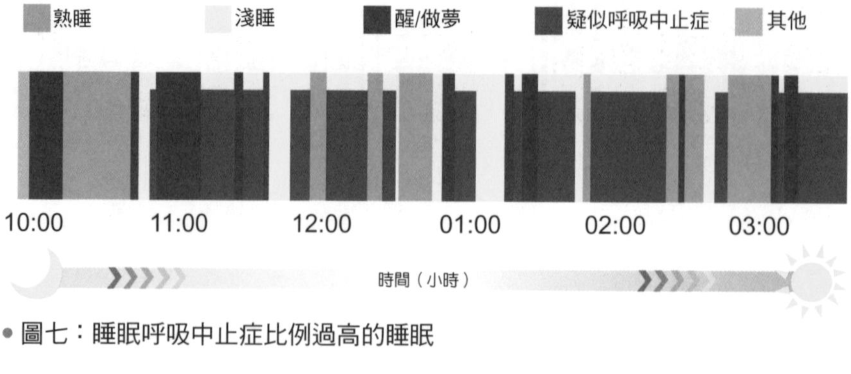

● 圖七：睡眠呼吸中止症比例過高的睡眠

針對這個疾病，西醫療法包括手術及使用「持續性氣道正壓呼吸器」。這些方法能暫時改善症狀，但不能根治。從中醫的觀點，最重要的病因是經絡堵塞而充塞著大量的垃圾。因此，疏通全身經絡，排除垃圾，是改善呼吸中止症最好的方法。

在居家養生按摩法中的梳頭加上推背，然後配合《人體使用手冊》中的一式三招，一方面養足氣血，另一方面排除體內垃圾，使經絡中的垃圾一點一點的排出去，呼吸中止的症狀自然能逐漸緩解。

◆ 睡眠障礙的類型六：熟睡比例過高

圖八的案例是淺眠及做夢比例過低，已不屬於正常人睡眠結構常態。人類自我保護的本能與記憶統合的作用，需要適度的淺眠及做夢階段。熟睡比例過高，有可能是當天過於勞累造成，也有可能身體有異常，甚至其他疾病問題，建議連續檢測幾次。若這種現象持續發生，應尋求醫師諮詢或做進一步檢查。

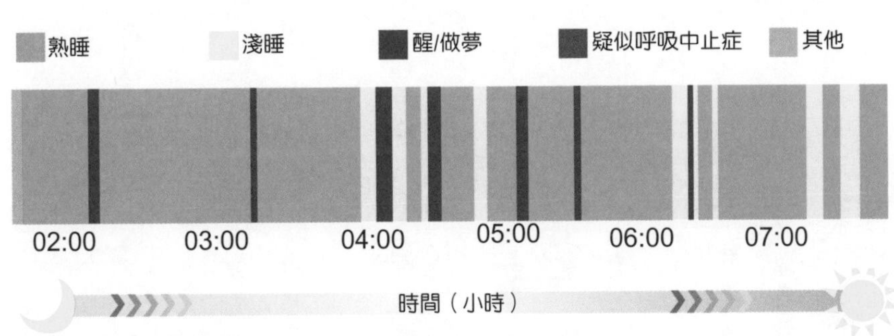

● 圖八：熟睡比例過高，亦為不正常現象

改善睡眠的方法

如果有睡眠障礙，或者想要睡得更好，讓休息更有效率，可以參考以下的方式，改善自己的睡眠品質。

・建立規律的睡眠習慣。每天定時就寢及起床，可以加強生理時鐘周期的穩定。大多數睡眠障礙都起始於不規律的睡眠習慣，經常變動睡眠時間，會使入睡時間愈拉愈長，睡眠品質不斷下降。

・將入睡時間提前。許多人一過半夜十二點就不容易入睡，而愈晚入睡，身體透支氣血的狀態愈嚴重，肝火愈盛，愈不容易入睡，也愈容易淺眠和多夢。長期習慣早睡的人，五臟比較容易平衡，睡眠容易安穩，睡眠總時數會比較長。相反的，長期習慣晚睡的人，五臟多半不平衡，睡眠不足形成腎虛，相對使得心、肝的虛火偏盛，睡眠容易淺眠和多夢，睡眠總時數會比較短。晚睡使肝火較旺，性情也較容易失衡，睡眠狀況更形惡化。現代人理想的入睡時間是夜間十點，最晚不宜超過十一點。

・適當的經絡按摩。按摩尺澤穴至少商穴之間的肺經，可以泄除肺熱，幫助入睡，有效縮短入睡時間。此外，居家按摩法中的梳頭及推背，也有利於入睡及改善睡眠品質。這個方法對於經常生氣的人特別有用，也有機會加快身體垃圾的排除，改善睡眠呼吸中止的症狀。按摩腳底湧泉穴或泡腳，可以提升腎氣，消除心火和肝火，亦有利於入睡及改善睡眠品質。

・靜坐或修練氣功。可以平衡臟腑，有利於入睡及改善睡眠品質。

・建立規律運動的習慣。每天有定量的運動，可以幫助控制體重，舒緩壓力，改善睡眠。但是睡前二至四小時不建議做太劇烈或刺激性的運動。

・戒菸。長期抽菸影響睡眠，尤其是半夜睡醒抽菸，會難以再度入睡。

・安排舒適且合適的睡眠環境。臥室光線要恰到好處，盡可能去除噪音，讓空氣適當流通，以免二氧化碳濃度過高，造成第二天頭痛。理想的寢室室溫應設在攝氏25度左右，床褥、毛毯要舒適，穿著寬鬆舒服的衣物就寢，枕頭不宜太高……等。此外，臥室、洗手間及其間的過道應裝設較昏暗的照明，半夜醒轉時就不用開燈，可讓自己處於半睡半醒的狀態，避免過度清醒。

・避免干擾睡眠的飲食。如不要過度飲酒，避免在睡前六至八小時飲用含咖啡因飲料。

・在睡前時段建立一套常規儀式。諸如盥洗、卸妝保養、柔軟操、選擇性的聽音樂或閱讀等，以醞釀培養睡意。

・不要勉強入睡。在熄燈準備入睡後，如翻騰好一陣子（約二十分鐘）睡不著，千萬不要躺在床上勉強入睡，最好離開臥室，從事一些寧靜而不費神的活動，但不要看書、打電腦或看電視，等焦慮感淡去或睏倦感上升時，再回臥室躺床。

・試著改變睡姿。改仰躺為側臥，可防止舌根及軟顎後墜，阻礙呼吸道。

後記

一個發想帶來的無限期待

從開始時一個簡單的發想：「開發設備來替代推拿按摩」，到貿然投入時間和金錢從事儀器研發的工作，經過許多年的努力，今日看來似乎整個系統已具備初步的模樣，至少有幾個設備已經可以投入實際使用。我期望做到的，只是使養生的各種活動，能有一個檢測成果、確認方向的科學手段，繼而使正確的方向能發揚光大，錯誤的方向能更早的被糾正和調整。

過程中仰賴許多朋友鼎力協助，有的幫忙介紹各種資源，有的提供資金的資助，也有企業主動提供人力、資金和研發團隊，將我的各種奇異發想實現為可以使用的設備。其中有不少東西，還是現代科學無法認證的技術和產品，其間的風險不言而喻。

睡眠檢測系統（包含相對氣血指標的檢測）、實時監測經絡儀、氣場束三個系統，整合起來建構了一套可以檢測成果的科學化調理系統。這個系統以調理睡眠為目標，可以用**氣場束**直接進行調理、**實時監測經絡儀**監測調理過程的身體變化、**睡眠檢測系統**檢驗調理前後睡眠和氣血的改善成效。

整合這些設備，進行臨床驗證，並且建構一個可行的運行模式，是接下來需要繼續努力的方向，期待未來有更多的養生發現能與大家分享，也期待更多有心人加入研發的行列，能在更快的時間內理解並利用人體的自癒系統，在社會上建立真正低成本的健康體系。

附錄

讀者問答

我有一個專門關來答覆讀者問題的網站，每天都有各地讀者在網上和我互動交流，由於其中有許多內容對其他讀者可能也會有用，所以我挑選了一些節錄並整理在這個單元。如果想知道更詳細的內容或提問，可以直接到網站瀏覽或留言，網址是http://www.rentibook.com/

◆——經常甩手可以避免病氣入侵

問：曾看過一個帖子，內容是說幫病人按摩、意念指壓，會把病人體內的病氣、汙濁氣，通過手指傳導入自己的體內而生病，吳老師您認為呢？

答：氣和水一樣，從高處往低處流，如果推拿師的氣血比被推拿的人低，病人的病氣是有可能流向推拿師的。

病氣進入身體，最常見症狀是左手會起小小的水泡，這種水泡很小，但是很癢。身體的氣是從左側進入、右側排出，左手是別人的情緒垃圾，也就是從外側進來的，右手則是自己排出的情緒垃圾。

這些問題只要用力甩手，集中意念想像把手上那些水泡甩到地底深處，應該就能解決了。因此，每次幫別人按摩完，最好能甩甩手。當然如果能練練氣功，再幫人按摩會更好。

這些所謂的病氣，實際上是病人的情緒所造成的，通常大多數的慢性病都和情緒有關。因此，病氣侵入身體和傳染病的細菌入侵完全不同。

傳染病會把病人的病一模一樣的傳給他人；但是這種按摩傳來的病氣，只是病人的情緒垃圾，不是病人的病。無論病情輕或重，甚至是沒病的人的情緒垃圾，其實並沒有太大的不同，最多就是形成左手上的水泡而已，不需要擔心因為病人病重而被傳到較重的病氣。

通常年齡愈小氣血愈高，兒童的氣血比成人高，如果按摩有很大情緒問題的兒童，可能會比較容易被他的病氣侵入，而出現手上的水泡。推拿師最好能養成較好的生活作息，讓自己的氣血比大多數客戶高，加上甩手的習慣，就不容易受到病氣的困擾。

懷孕是女人養生最佳時機

問：孕婦還能指壓經絡嗎？會不會有流產危險？能吃山藥薏米粥嗎？

答：孕婦其實不太需要按摩，只要多休息就好。女人懷孕時，臟腑的機能特別好，很能吸收食物，造血機能也比孕前好，這時保持均衡的飲食，好好休息，讓心情保持愉快，還能把之前留下的問題都清乾淨，所以懷孕是女人養生最佳時機。吃東西就看身體的需要，喜歡吃的東西就多吃些，不喜歡吃的就別吃，這時身體會引導自己該如何吃，要學著聽身體的感覺。但仍需注意營養均衡，不吃摻太多食品添加劑的食物。懷孕是所有哺乳類都會發生的事，身體在設計時大概就為懷孕婦女設計了特別的程式，此時所有的生物只要順著身體的感覺生活就行。

❖

問：哺乳期是不是不要通經絡？通了就會排垃圾，污染乳汁，這種說法有道理嗎？

答：身體在哺乳期還是會排垃圾，但是會從子宮和大小便排出，不會從乳頭排。經絡裡的垃圾也會通過膀胱經排進膀胱，然後再從小便排出。而且哺乳期的婦女剛生產，身體必須把為生產而特別調整的體型、特殊裝備都回復原樣，必定有不少東西要排。垃圾有兩種，一種是身體運行產生的，會走子宮和大小便排出；另一種是自己吃進去的東西，例如毒品及其他不淨或有毒的化學添加物，這些東西就有可能會污染乳汁。大概上天沒想到有人會不依著祂設計的方式生活，自己吃些亂七八糟的東西。

◆——夫妻間要有生氣規則

問：您在書中提到往往生氣都是和自己最親近的人之間產生的，要及時溝通化解。但每次在和先生生氣時，總是讓自己非常憤怒，只是生悶氣，不願意說話（應該是覺得自己的付出得不到理解和支持，每天還要沒來由地面對他無端的責罵），無法排解，更不想和他對話。像我這樣的情況，需要怎樣才能化解？

答：可以在平時不生氣、氣氛比較和諧時，夫妻就生氣的情形進行討論，訂定一個夫妻之間的生氣規則。兩人都必須明白，多數夫妻都是因為一些芝麻小事鬧意見，誰對誰錯並不是那麼重要，是人總有情緒的起伏。

以下我擬定了一些適用夫妻之間的生氣規則，提供大家參考。這種生氣規則一定要公平，而且兩個人都同意遵守才行。

- 規則①：一方生氣時，另一方最好忍著不要發作。如果兩方同時發作，往往容易失控，演變成不可收拾的局面。

・規則②：所有怒氣不能過夜。《聖經・以弗所書第四章26節》：「不可含怒到日落。」這是很有道理的。雖然我不是教徒，但是許多《聖經》裡的內容，我仍然非常喜歡，而且完全贊同。

・規則③：第二天起來，昨天生氣的人要向另一方道歉，不管有什麼理由，誰先生氣誰就道歉。先生氣的人擁有生氣權，同樣也有善後的責任，這樣才公平。

・規則④：生氣時不能翻舊帳，生哪件事的氣，就談哪件事。不能無限上綱，把陳年舊帳都翻出來談。

・規則⑤：不能動手，不能摔東西，不能說狠話，不要輕易提離婚。《聖經・以弗所書第四章26節》：「生氣卻不要犯罪。」雖然可以生氣，但是生氣面對的是自己最親近的家人，因此，行為一定要有界限。

・規則⑥：有事就說，吵也沒關係，不能累積怨氣。

有了這樣的規則，就不怕吵架，有事就吵。由於都是小事小吵，不累積怒氣，反而不傷。真正傷人的是長時間累積的怒氣，一口氣發作，這時就昏頭了。

常吵吵鬧鬧的夫妻，相互之間沒有積累的怒氣和怨氣，關係遠比很少吵架的夫妻健康、和諧。很少吵架的夫妻，雙方的忍功都不錯，經常都積了大量的怒氣和怨氣，一旦吵起來就很嚴重，傷得也重。夫妻之間小吵怡情，但大吵傷身也傷心。想減輕怒氣的傷害，還是建立常常小吵的夫妻關係會好些。老是生悶氣，生氣時間長了，是最傷的。生氣的傷害和怒氣的大小、發怒時間的長短成正比。愈生氣或氣的時間愈久，傷害愈大。規則六是非常重要的一種保護手段。

通常發現後腰肌肉差異很大的人，大概都有生悶氣的習慣，而且每次生氣都記恨很長時間。有一個母親，每次和孩子生氣，一氣就是一個月。她的兩側後腰差異很大，整個後腰幾乎是斜的，脊椎彎曲得很嚴重，體檢時肝臟也存在著大量的血管瘤。這些都是生悶氣惹的禍。

◆──兒童自閉症的成因與因應

問：不知為何，現代小兒出現自閉狀況在中西方愈來愈普遍，中醫在此處似乎無所著墨，西醫也在積極研究中，每每患兒的父母為此受盡折磨，這算是現代文明病嗎？

答：自閉症的成因有很多可能性，我舉一個實際遇過的例子。有一個開幼兒園的父親，孩子出生之後，到了可以自己行動時，就放在幼兒園和其他孩子一起上課。他和孩子的關係既是父子又是師生，對待自己孩子的態度和其他孩子必定不同，經常在父親和老師兩種角色間變化，自然對自己孩子的要求會比對其他孩子多一點。

一兩歲的幼兒根本不知道父親有兩種角色，只感覺老師對他要求最多，總覺得老師最討厭他，於是產生抗拒，對其他人也有因競爭產生的憤恨感，最終形成了自閉症。

父母是幼兒有限的學習溝通機會，結果他的學習卻非常不愉快，加上沒有別的機會和他人溝通，錯過了學習和他人溝通的成長期，接下來就不容易學會和人溝通了。

人從出生開始就有感覺、有自己的邏輯，隨著成長，邏輯會逐漸成熟，逐漸接近普世價值，於是就能融入社會。如果在非常幼小時，父母和他的互動發生偏差，他就有可能發展出和普世價值不同的邏輯，最終難以融入社會。

這個例子只能說明自閉症許多可能成因之一。其他還有各種千奇百怪的可能原因，每個家庭都可能出現管教過程的失當，也不能排除基因特異的可能性。我會建議未來可能要當父母的朋友，在有了孩子之後，不管他多小，都要當他是個獨立的個體，要經常站在他的立場，設身處地從孩子的角度來思考問題，檢討大人所提供的成長環境是否有疏失，因為常常是無心的疏失，卻造成難以彌補的大問題。

就像開幼兒園這位父親，他其實沒有惡意，只是忽略了孩子的感覺，把父親和老師角色混在一起，因而在幼兒的認知上造成很大誤會。另外一個容易出問題的地方，是在孩子還不會說話時，他並不知道自己不會說話，在他看來，他的咿咿呀呀和成人說話並沒有不同。因此，只要他在發聲，就應該當他在說話，試著和他對話。內容不重要，只要有那種對話感覺就夠了。如果認為他不會說話，不理會他，對他可能造成嚴重傷害，未來出現人格問題的機會就很大。就像我們和別人說話，不被理睬，會感覺很受傷。

◆眼睛不好和氣血經絡有關

問：我的老師五十五歲了，年輕時拚命工作，經常熬夜趕進度，現在眼睛不好，去醫院檢查說是眼底黃斑部病變、水腫，看東西變得很吃力，尤其是看一些晶片上的刻印時，不借助放大鏡根本看不了，而他的工作又與這些分不開。前年有一段時間很嚴重，後來找中醫配了一些中藥吃，有好些，現在一直在吃石斛夜光丸。不知道這樣的毛病，平時起居飲食要注意什麼，有沒有相關的穴位按摩能改善視力？

答：眼部問題主要與身體的氣血和兩條經絡有關。跟眼部相關的兩條經絡，一條是小腸經（小腸經的末梢在耳前聽宮穴），可供給眼部營養；另一條則是膀胱經（膀胱經起點在眼部內側的睛明穴），可排除眼部的垃圾。

黃斑部病變主要是眼部供血長期不足，一方面是全身的氣血太低，另一方面則是小腸經絡不通暢所致。小腸和心臟互為表裡，真正的病因在心臟或小腸都有可能。調養之道，首先要用一式三招養氣血，同時經常按摩心包經、小腸經和膀胱經。這種調理需要長時間的耐性，病是長期積累下來的，調養同樣也要相對長的時間。

問：青光眼的原因和氣血有關嗎？還有該如何治療呢？

答：青光眼多發於老年人，老年人共同的特點是氣血較低。因此，氣血低是一個原因。此外，人體有兩條經絡和眼睛相關，一條是小腸經，其末梢在耳前的聽宮穴，並延伸到眼角外側的瞳子髎穴（此穴位是小腸經和膽經的交會點）。依子午流注的經絡順序，小腸經之後是膀胱經，膀胱經起始於眼睛內側眼角的睛明穴，所以眼部的氣血供應是由小腸經負擔，垃圾排泄則由膀胱經負責。眼部因能量不足而產生的問題，如白內障、近視眼、視網膜剝離、黃斑部病變等，多半與小腸經有關，而小腸和心臟互為表裡，小腸的問題常來自於心臟。青光眼是眼壓過高的現象，和膀胱經的排泄有關，是身體氣血過低或長期過度勞累所致。按摩腳外側腳踝下方的樸參和申脈兩個穴位可以有效降壓，但這只是治標，治本之道則是養成早睡的習慣，充分的休息。

婦科問題也能自我修復

問：我的年齡三十九歲，身高一百六十五公分，體重五十四公斤，住在湖南。每天早上起來眼睛腫，舌淡紅，有白色薄苔，有齒痕，有頰線，下唇內凹陷，有時晚上睡覺流口水，大便黏。從小身體就比較弱，體力很差，好靜不愛動，性格內向，不喜說話。以前月經周期一直都是二十八天，每次七天，量大。但從三十歲開始，月經出現紊亂，經常提前一周甚至半個月，而且半個月才乾淨，吃過很多中西藥都沒調好。三十四歲那年發現有子宮肌瘤，未手術。

今年開始使用《人體使用手冊》中的方法養生，敲膽經，壓膻中、崑崙穴，壓肝經，尤其最近兩個月，幾乎每天九點就上床睡覺，這個月十九號來例假，五天就乾淨了，血色血量都不錯，無不適，我很開心，可是二十九號居然開始有咖啡色分泌物，腰痠痛，三十號開始流血，量少，血色黑紅，似有血塊。不知道這是否也是調整現象？請老師指教。

答：女性的月經是健康最重要的指標，只要氣血下降，必定會在月經中顯現。有子宮肌瘤的問題，說明長期過度勞累，休息不足，氣血低落，身體的垃圾無法排出。當生活作息改善之後，氣血開始回升，身體會逐步排出過去積在子宮的垃圾，這也就是妳月經之後又出現的異常，深色分泌物是本來積存在子宮的垃圾。這時身體的修復體系（即脾系統）負擔增大，而有脾虛的現象，所以容易在舌上出現白苔和齒痕，需要做的是繼續早睡、敲膽經、按摩心包經和膀胱經。

◆──感冒流鼻水是身體在排寒

問：我從高中就有過敏性鼻炎，狀況時好時壞，自從拜讀了您的兩本書，堅持每天敲膽經、早睡、泡腳，已經兩個月了，感覺有明顯好轉。但最近一系列症狀，鼻子時塞時通，稍涼一點就開始流清水樣的鼻涕，連續三、四天了，伴隨鼻腔乾癢、打噴嚏，眼睛也有些乾癢，早上五點左右會醒，並感覺燥熱……等，回想起來，似乎每年到五月一日前後都有類似症狀，看醫生後，總說我內裡有熱，吃過清熱解毒的藥後有好轉了。我對於肺熱和排寒氣概念不清楚，希望您能指教。

答：當鼻子流清涕時，可能是衣服穿不夠。通常過敏性鼻炎和感冒都是身體排寒氣的症狀。有時排不同臟腑的寒氣會出現不同症狀，例如多數被稱為過敏性鼻炎的症狀是排胃寒的現象，排胃寒不會頭痛、發燒，只是不停的打噴嚏和流鼻水；排膀胱經的寒氣則會頭痛、喉嚨不舒服；排肺裡的寒氣就是重感冒了，什麼症狀都有，還會發燒。

早晨五點左右熱醒，有時還會滿身大汗，也是身體排肺寒的表現。此時肺裡有寒氣，想排出去要先把肺加熱，肺寒才能化開，由身體用體液把寒氣帶到鼻腔或大腸，排出體外。從大腸排出的寒氣則會造成水泄。服用清熱解毒的中藥雖然會消除肺熱，讓身體舒服，但相對也中止了排寒工作。只治標，卻把本給停下，並不是理想的方法。正確方法是食用能讓身體更熱的藥或食物，如薑茶，提升肺排寒的能力，把寒氣更快排出去。

❖

二問：多謝您的回覆！我的症狀是「不會頭痛，也不會發燒」，從這點看，似乎是排胃寒；但我會在「五點左右熱醒」，又好像是排肺寒。早上醒來時，我感覺自己是被鼻涕憋醒的，鼻子塞得很嚴重，導致喉嚨乾澀，但起床後清理了鼻涕，喉嚨就沒大問題了。有可能胃寒和肺寒一起排嗎？今天流鼻涕好像止住了些，這兩天我沒有吃藥，只是堅持早睡、泡腳、敲膽經，還有喝了些生薑紅糖水。再次感謝！

答：胃寒和肺寒或膀胱經的寒氣，有可能在一天中不同時間排，這是很常見的。在調養過程中，身體會先處理較嚴重的問題，剛開始氣血仍不高，每次排寒療病反應時間很長，有可能整個星期都在排除一個問題。但隨著問題一一排除，大問題都沒有了，氣血一天天增長，時程會愈來愈短，最後可能幾小時就處理完一個小問題。年輕人身體問題積存得不多，氣血也較高，通常很快就進入短時程的狀況。

◆──過敏實際上不是一個病

問：請教老師關於過敏的原理及防治。

答：過敏是西醫的詞，中醫沒這個名詞。我個人認為這個詞用得過度氾濫，把許多身體排毒現象全歸為過敏。過敏是存在，但沒有那麼多，各種現在所謂的過敏原因都不同，有些根本原因不明。你的問題把各種症狀的過敏都當成一個病，實際上並不是。

❖

問：我有個朋友，每次吃鱉肉，身體皮膚就會出現西醫所謂的「過敏」，而我小時候吃橘子也會「過敏」，生活中這樣的例子不勝枚舉，老師能從中醫的角度分析下這個情況嗎？

答：小時候的情形可能是風疹，是身體比較寒的結果，可以就近找中醫師開方調理體質。

長大之後則可能是體內長期積存的化學品太多了，到了身體難以承受的程度，一吃熱量較高的食物就開始排毒，因而產生過敏的現象。

❖

二問：我大約一年前開始，吃某些食物（如牛肉）後，皮膚也會出現紅色顆粒，不癢，但會留下疤痕，好一段時間才退。今天只吃了一小塊鱉肉，就全身發癢，我想這麼小一塊肉不會蘊藏多大的能量吧？請教老師的看法和應對方法？

答：鱉肉養分較高，有時身體處於即將排出垃圾的臨界點，稍微吃點什麼就發了。

特別是高熱量食物，在提升身體能量後，就將垃圾排出來了。

還有一個朋友本來吃很多食物都會過敏，如海鮮、麵粉製品，自從開始調理，把經絡裡的垃圾排出一些，就不再過敏了。

按摩膀胱經能疏通全身的排泄通道，身體有機會把長期積存的垃圾利用經絡通道排出一部分，就會減少從皮膚排出的機會，是應付皮膚過敏最有效的方法。

◆──對付乾癬和濕疹只要一種方法

問：我脖子後面髮際線那裡，不斷反覆出現乾癬，已經超過一年多了吧！連我姊姊也是！其實我兩年多來很少外食，家裡的食材也幾乎出自有機商店，不喝市售飲料，偶爾有吃餅乾，請問有什麼方式可以好得更快一點嗎？

答：首先要找出病因，頭部的乾癬可能和肺虛、體內經絡堵塞有關，也可能是因為染髮劑、頭髮定型劑、髮膠等化學產品接觸到頭皮。

因此，第一步要忌除這些產品的使用，不再創造新的病因，然後找把不是很尖銳的梳子，每天沿著膀胱經和膽經，從前方髮際線往後方梳頭，直到頸後的髮際線。每條經絡梳一百次。

整個頭部可以分為四條線，頂部兩側和頭部兩側，總共梳四百次。然後再找人幫忙推背，在背上塗點按摩油，從肩部往腰部推，直推到膀胱腧穴。將整個背後平均分成脊椎及其左右各三個區塊，每個區塊推拿三十次。

這種推拿最好天天做，而且必須有不會很快就看到效果的心理準備，可能要三個月至一年左右才會見效。時間的長短和年齡及健康狀況有關。但這種方法的好處是，只要生效就不會再犯，最好能配合早睡和充足的睡眠，會更快見效。

還有另一個好處，就是全身的皮膚都會隨著垃圾清除轉好，身體健康狀況也會跟著改善。總的來說，養生方法不外乎養氣血和排垃圾兩種。推背和梳頭，疏通的是膀胱經最重要一段，雖然這個方法是用來對付乾癬，其實排的卻是全身各個經絡的垃圾，是可以長年做的最佳保養方法。

❖

二問：這也是我覺得奇怪的地方，除了洗髮精和潤髮乳，都沒用其他東西在頭上，還得乾癬，真冤枉！還有一個疑問是，有乾癬症狀表示我的身體有能力反應嗎？因為畢竟那麼多人在頭髮上作文章都沒事。那擦在臉上和身上的化妝品、保養品、面膜之類的東西，會不會根本就是有害的？

答：大多數的化學品都是身體無法處理的，身體會選擇距離最近的皮膚排出。這些化學品，在現有法律下都是合法的，但是合法並不意味著無害，只是短時間看不出害處，長期累積可能還是有害的。

臉上塗的化妝品或保養品，多數含有化學成分，是不是乾癬的來源，目前仍無法認定。但既然長了乾癬，調理期間最好盡可能少用或不用這些東西。現代人的飲食中充斥著化學品，而且多是化學合成的香料、糖精、味素，這些吃進身體可能都要從皮膚排出來。市售飲料也最好別喝，除了水之外。還有市售的各種零食，如多種口味的洋芋片、布丁、冰棒和冰淇淋等，那些琳瑯滿目的口味，幾乎都是人工甘味調出來的，成分中含大量的食用色素及化學合成的食品添加劑，患有乾癬的人都應該忌食。

乾癬多數出現在年輕人身上，顯然和氣血較高有關。氣血不足，垃圾排不出去，反而沒有乾癬；但垃圾留下來，積久了可能就變成腫瘤。所以我常安慰有乾癬的朋友，那些東西從皮膚上掉下來，還算是好的，如果變成了腫瘤，想讓它排出去就難了。

❖

三問：乾癬這幾天好像有點改善了，應該是我和姊姊很認真的替對方背部按摩，再加上勤梳頭的關係。但不知是否按摩的緣故，身體水腫得很嚴重，這幾天很難入睡，排便也很乾，這是肺熱對嗎？肺熱是在排肺部的寒氣，所以是好事？

答：你們的乾癬都算是輕微的，所以很快見效。之前我處理的乾癬比你們嚴重，花了很長時間才看到改善。乾癬要停止擴散很快，但消除病灶需要很長的時間，以這種方法消除病灶，不容易復發，這才是最重要的。現有大多數治療方法都會再復發。

水腫有可能是身體在清理某些固體垃圾。通常水會在體內停留幾天，大約一星期左右，然後就排出去了。排出去時會把垃圾一起帶走。如果很長時間水腫都沒變化，就需要找中醫師看看。身體修復所造成的症狀，通常修復完就消失，可能會反覆出現，但是不會長期不變化。

排便乾應該是肺熱，加上不易入睡，都是排肺中寒氣會出現的症狀。排肺中的寒氣是好事，過幾天就會改變了。

要去除乾癬，每天維持良好的生活作息非常重要。肺熱可以按摩肺經，幫助身體提升肺氣，完成排寒的工作，也有助於睡眠。

❖

四問：慢性濕疹和乾癬的治療方式會不同嗎？我姊的病情擴散到四肢，長了一些紅色狀顆粒，去看了皮膚科，醫生說這是慢性濕疹，而不是乾癬。通常濕疹會癢，乾癬不會癢，而我和姊姊的狀況確實很癢。

不同醫生見解也不同，真不知該聽誰的。書上說濕疹是排體內的化學毒素，那麼對中醫而言，濕疹和乾癬有何不同？

網路有些中醫資料寫，濕疹忌食海鮮、牛肉、羊肉等熱性食物，要多吃涼性的瓜果類。到底什麼樣的體質才會造成我這種狀況？其實我的生活作息算是非常良好，只要不會睡不著，一定十點以前在床上躺平，朋友都說我過著像八十歲老人家的生活……

答：中醫有云：「肺主皮毛。」肺是布水的臟器，把水分送到所有的器官和組織。水分不足是皮膚疾病主要的根源，因此疾病表象可能不同，但原因卻很接近。

其實多數得皮膚病的人身體並不差，如兒童的皮膚病比成人還多，而孩子的氣血通常都比成人高。身體真的很差的人，根本無法從皮膚排出東西，反而不會有皮膚病。乾癬多數排的是外來的化學毒素，濕疹排的則是身體自己無毒的垃圾。主要是皮膚下面經絡可能堵住了。經絡可以排除細胞產生的垃圾，如果身體水分不足，或皮下的經絡流通不暢，垃圾就會堆下來，堆多了就直接從皮膚排出。

至於乾癬和濕疹的不同？以症狀來說，乾癬會不斷的掉屑，長癬的部位不會出汗，一直都很乾燥。有些乾癬會癢，有些則不會。

濕疹患處會有水分，使本來在身上的黴菌快速繁殖，所以通常都會很癢。水泡型的濕疹也會很癢，很容易抓破皮發炎。一旦患處發炎，還是要用上西藥的消炎藥，以避免病情擴大惡化。

膀胱經是身體所有經絡最終的出口，疏通膀胱經，把出口弄通了，身體其他經絡也會跟著通暢。因此，對付慢性病最好的方法就是在背後的膀胱經上推拿。

現在的西醫把皮膚病當成疾病的本體，把會引發皮膚病的東西都認為是不好的，實際上可能不是如此，那些東西或許只是促使身體更快把垃圾從皮膚排出。除了細菌感染的皮膚病之外，大多數皮膚病都是現有醫學無能為力的。

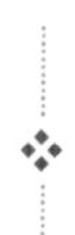

五問：經過兩個月的梳頭和推背，我後頸的乾癬和四肢的濕疹最近好很多了，尤其是濕疹幾乎都沒有了，希望不會再發作。背部的按摩還是每天做，也有增加抗氧化保健食品和魚油的劑量。

答：很高興聽到你的病情改善，這個方法只要長期做，持之以恆，一定能生效，痊癒是完全可能的。

雖然乾癬和濕疹是兩種性質完全不同的皮膚病，但是對付的方法只需要一種，這種方法不但可以對付這兩種病，還能對付其他許多不同的慢性病。重要的是，這是每個人自己能夠完全掌握的方法，即使未來再發作也能自己處理。

良好的作息使氣血能持續上升，每天梳頭和推背則使體內垃圾能順利排出，各條經絡常保持通暢，五臟六腑都能運行良好。氣血足，經絡通，身體的自癒機制就能充分發揮，大多數的慢性病自然都能被克服。

問：吳老師，您好！我是二十五歲的上班族，居住在福州，身高一百六十八公分，體重五十二公斤。家族無過敏史，之前也都沒過敏過，上個月從端午節就開始過敏，不知道是不是吃海鮮的關係，但是在福州吃海鮮都是從小吃到大。

當時吃了抗過敏藥，紅腫癢脫皮就好了，但是後續又過敏（吃了海蠣），總覺得從上個月開始到這個月，過敏就一直沒全好過。像這樣的過敏情況，可能是什麼原因引起的呢？有沒有什麼辦法可以解決？不然每天都覺得臉頰上有點紅紅的，過敏的情況一直沒有好轉。

最近體檢查出右腎結石，有什麼辦法可以不吃藥，靠敲經絡就能去除？尿酸比重偏高，又是啥原因呢？體檢完，發現自己體質好差。有什麼辦法可以改善這些問題？

另外，我的額頭和下巴常長痘痘，最近額頭好多了，下巴都一直沒好，月經周期才二十五天。上班族少運動，但我常常敲膽經，偶爾還會壓膻中穴、拍打手臂內側的心包經，有空也會用拳頭敲肺經、大腸經（兩條經絡離太近了）。平時飲食也算清淡。

答：妳的問題表面上看好像都沒什麼關連，但仔細分析卻都是相同的原因。

第一個問題是臉上冒出東西，西醫稱為過敏。從中醫角度來看，體內積了太多的毒素，正常的排泄通道排不出去，只好就近從皮膚上冒出來。這是一種垃圾的排泄，也可以稱為排毒。

第二個問題是右腎有結石，尿酸的比重偏高。結石是另一種積在腎裡的垃圾，尿酸的比重高了，說明其中的垃圾多了。尿是排出來的垃圾，結石則是積了太多沉澱下來的垃圾。還是排垃圾的問題。尿酸比重偏高，說明肝的虛火重，也就是腎虛的表象。實際上是睡眠及休息不夠，身體長期透支的結果。腎結石還有一個原因，就是長期晚睡。早睡是必須立即做到的。

第三個問題長痘痘，又是另一種排垃圾的問題。這麼分析就知道妳有幾個問題：一是生活習慣有些漏洞，讓大量毒素進入身體；二是排垃圾的通道堵住了；三是可能晚睡或睡少了。臉上的皮膚過敏，可能是化妝品內含有害的化學物質，長期使用，累積過量的化學物質在皮下。以前用了沒問題，並不說明那些東西就沒問題。過去量積得不多，問題出不來，時間長了、積多了才冒出來。

除了臉上塗的，頭上有沒有用定型劑、染髮劑？這些都是有毒化學物，會從皮膚滲進皮下，積在那裡，積多了就會發病。因此，第一步是停用或盡量少用這些東西，包括化妝品、化學保養品。不是草本或生化科技產品，不要用在皮膚上。

飲食方面要少吃含有食品添加劑的加工食物，如喝咖啡的奶精、各種可樂和汽水。除了水和現榨果汁之外，不確定是什麼做的，都別喝。長痘痘和吃東西太快也有關係。

吃得太快，食物吸收率低，大量食物沒吸收就到大腸裡去，過重的負荷使得大腸堆了大量宿便，容易孳生細菌。吃得快，吸收少，身體收到的養分不足，就愈來愈喜歡吃高熱量的肉類，吃多了消化就更差，臉上大腸經對應的下巴和額頭就開始冒痘子，這些是大腸經絡或其分支經過的部位。

調理重點是梳頭，從前額往後沿著膀胱經梳一百次。頭頂、後腦和兩側都要梳。另一重點是推背，按摩背後的膀胱經，由上往下推到臀部上方，每個部位推三十次。這兩個動作可以疏通身體排泄的通道——膀胱經。當排垃圾的通道通暢了，你的大多數問題就會得到解決。

❖

問：我的孩子十四歲，從小頭髮就油，身上長了一些斑點（應該說全身上下都有），有的大一些，像錢幣一樣圓圓的；有的小一些，有些紅。在兩脅長得比較多，其他部位少一些。這些斑點部位的皮膚稍有一點高起，但不都是這樣。

答：有頭髮油的問題，顯然膽功能不佳，無法分解和吸收食物中的油脂，才從頭髮冒出來。膽功能不佳，說明身上寒氣較重，肺很虛。肺是身體布水的臟器，肺虛則全身水分不足，皮膚乾，經絡中的體液也不足。

皮膚少了油脂的保護，很容易出現各種皮膚病。另外，經絡中的體液不足，經絡運輸垃圾的功能降低，垃圾就直接從皮膚上冒出來，因此成了這樣。調理方向有二：

一、先不讓新的寒氣侵入。每天早點睡，敲膽經，養氣血，特別是面對感冒時，一定不能再用西藥壓制寒氣，必須用中醫的方法，讓寒氣一點一點的發出去。他的情形一定要養足氣血，發幾次高燒型的重感冒，皮膚才會逐漸恢復正常。

二、每天按摩背後的膀胱經，做梳頭和推背的動作。天天做，持續幾個月就能看到明顯的成效。只有排除寒氣、提升肺氣，增加身體吸收水分的能力之後，皮膚的問題才有機會改善。同時，膽功能提升了，提高身體分解油脂的能力，頭髮油的現象自然會改善很多。

◆——改善蕁麻疹由調體質著手

問：我是一個年齡五十八歲的家庭主婦，我想替我媽媽問慢性蕁麻疹的問題。每次只要天氣熱，或者晒到太陽，她就會全身到處發癢，一抓就紅紅的，不撓又受不了，很是受罪。而且小便不大控制得住，年齡大了，感覺有點嚴重，醫生開過補中益氣丸，吃了沒效果。她身上這些毛病可能是小時候挨餓，或者是後來受累造成的，現在睡眠也不大好，有時整夜無法入睡。懇請老師指點一下，謝謝！

答：肺虛寒氣重的人皮膚乾燥，缺乏油脂保護，就會有類似這樣的情形。她需要從一式三招做起，長期且確實的做，氣血會逐漸升高。等氣血較高時，才能把肺裡的寒氣排出，而肺的能力提升後，皮膚的狀況才能逐漸改善。在這之前，只能塗點保濕乳液，暫時緩解。更年期過後，女性荷爾蒙改變，內分泌失調，也會使皮膚的膚質偏乾。如果能長期堅持梳頭和推背，疏通膀胱經，會改善現狀。

❖

問：吳老師你好，我得的也是慢性蕁麻疹，有大半年左右了，和天氣沒有關係，發於關節背面比較敏感的皮膚上，手腳、屁股、腰上都有，很癢，吃一粒抗過敏藥能好三天，三天後仍是原樣。中藥偏方也吃了不少，沒什麼用，非常難受。

我還有一個同學的情形也和我一樣，想請吳老師幫忙分析一下。（我去年下半年有一次嚴重感冒，併發急性咽炎，咳了近半個月才治好，後來醫生開的藥吃完後，就開始了慢性蕁麻疹。）

前面您講到肺虛寒氣重的人皮膚乾燥，缺乏油脂保護，可我是油性皮膚，是否是別的原因，請您幫忙做分析，不勝感激。

答：你的情形看起來比較像是身體在排藥的反應。大多數的西藥是化學合成的，雖然事後都能排出身體，但多少會殘留一部分在體內，這些殘留部分常從皮膚排出，就形成疹子。本來這些疹子發完就沒了，可是因異常去找醫生，醫生又開新的藥，等舊的藥排完，又有新的藥要排，就這麼沒完沒了。

建議這種皮膚上的問題，可以找些以蘆薈為原料的產品塗抹，止止癢就好，不要再吃化學合成的藥。讓身體排淨了，西藥的排泄就自然會停止。日後對於藥物要小心，中醫有云：「是藥三分毒。」但那是指傳統中醫用植物為材料的藥。如果是西藥，而且是化學合成的，那就不只三分，而是十分毒了。因此，要小心的用藥，能不用最好不用。

❖

二問：非常謝謝吳老師幫我分析！這週我換了一種中藥方劑，感覺發作的時間由三天變成四天。前天正好是我再次復發的日子，所以我也想拖一天再吃西藥，看是不是中藥起了作用。於是前天晚上我沒有吃抗過敏的藥，忍了一個晚上，到早上睡醒時，原有的疹子好了，但是到昨天白天又偶有發作。通常過一個小時左右就好了，結果到了晚上六、七左右，突然開始大面積復發，而且比以前發作速度還要快，彷彿要把兩天的癢一起發作出來一樣。

所以我有點害怕，想請問這樣的情況正常嗎？另外，我一般是在晚上六點到七點開始發作，白天偶有發作但不嚴重，過一個小時就會好，只有晚上發作比較嚴重。

答：你的疹子會不會腫？如果會，可能是風疹，是身體太寒的現象。在台灣對治風疹，民間有個簡單的食療方子：喝一碗麻油雞湯。在網上就可以查到食譜。我的經驗是喝一碗可以幾個月不發作。麻油雞是台灣婦女產後進補最重要的食物，是很好的熱性食物，可以改善風疹之類的寒性體質問題。

◆——皮膚排毒多發生在夏天

問：我今年三十六歲，女，體重五十一公斤，身高一百六十五公分，生活在上海，主要是在辦公室工作，偶爾會出差。今年夏天我的皮膚出現紅色疙瘩，最先是較小的疙瘩，隨後會變大，而且很紅，會癢。不抓的話不會太癢，愈抓就愈癢，過幾天疙瘩會自行消失，而消失部位會慢慢變成黑色，摸起來有點硬，最後黑色也會消失。這些疙瘩在一個地方好了之後，又會在其他地方出現。

我的右邊胳膊上部連續出現，就連腿上也有，不知這是怎麼回事。我記得這些疙瘩去年夏天也出現過，但是過沒多久就自行消失了，可是今年又再度出現，而且比去年持續時間長。

都是夏天出現。最初是在二〇一一年的夏天，腳上被蟲子咬過，出現一圈紅色的疙瘩，很癢，之後自行痊癒；但二〇一二年夏天就開始出現紅色的疙瘩，然後是今年，而且感覺好像持續時間愈來愈長，一個地方痊癒，另一個地方又冒出來。

因為我一直在看您的書，所以我自己推斷，這些疙瘩是否是在排除我身上的垃圾什麼的，就一直忍著沒去理它。但不知自己想的對不對，還是有點擔心，想說再問問您這邊的看法。

這會不會是人們所說的蕁麻疹，還是免疫力的問題？如果不吃藥，按摩經絡管用嗎？我一直堅持做您教的一式三招，對這個有效嗎？

答：妳想的沒錯，應該是身體在排除一些毒素。毒素來源可能是重金屬或化學的食品添加劑與藥物。這些毒素多半從皮膚排出，夏天身體不需要耗費血液進行保溫，有較多的血液可供用於這方面，故多發生在夏天。

而隨著年齡增長，氣血會逐漸下降，身體排除垃圾的能力也會逐漸減低，排除的時間就愈來愈長。應注意保持良好的睡眠作息，使氣血下降得慢些，老化速度也會慢些。

搭配線上影片，學習按摩更容易

讀者除了可從本書獲得養生的理論與方法外，作者特別製作示範說明影片，讓讀者更清楚各項按摩穴位正確位置與操作手法，影片中完整示範書中所介紹的梳頭、推背、簡易心包經與相關的經絡按摩。讀者觀看後，定能輕鬆學會這項簡單容易的養生之道。

■影片網址為http://www.meri-tech.com/#!blank/rhleb

• 梳頭

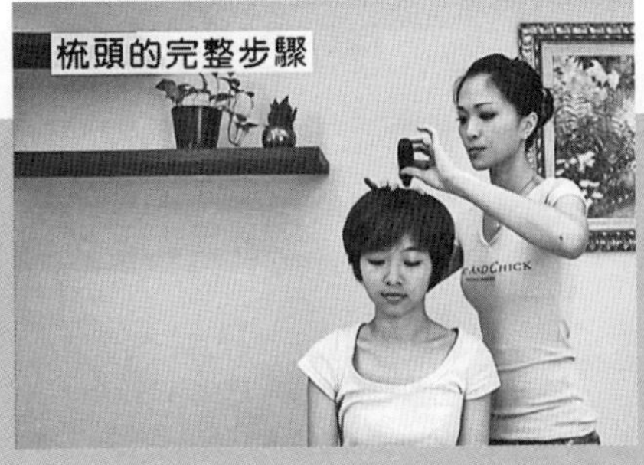

• 推背

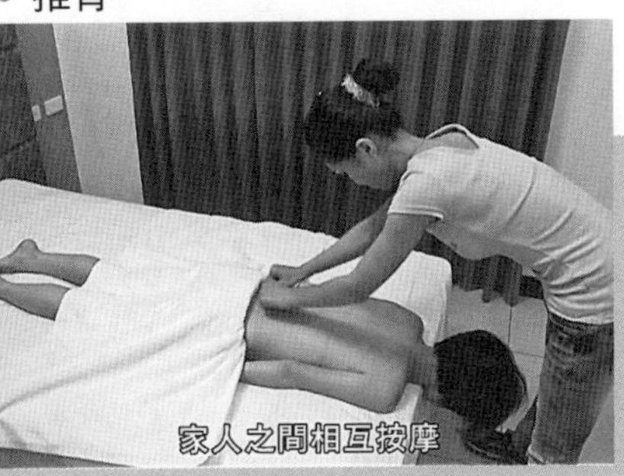

• 簡易心包經按摩

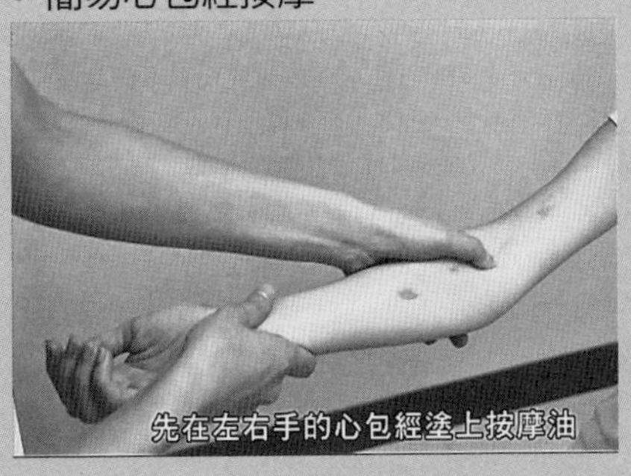

• 其他經絡按摩

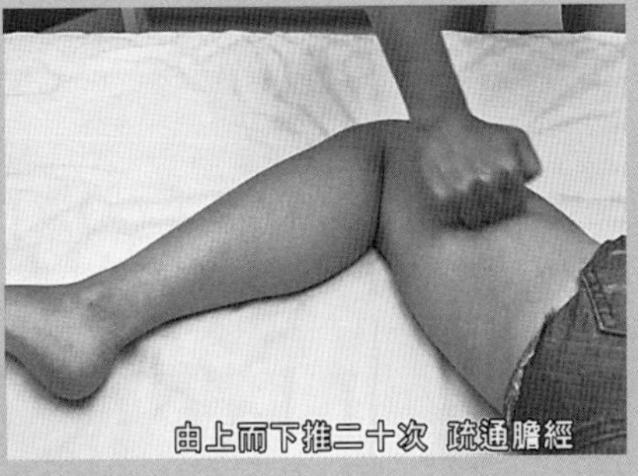

國家圖書館出版品預行編目資料

人體使用手冊【實踐版】：啟動自癒，排除垃圾，終結難纏的慢性病 / 吳清忠作. -- 臺北市：商周出版：家庭傳媒城邦分公司發行, 2016. 03
面； 公分. -- (商周養生館；52)
ISBN 978-986-272-996-0(平裝)

1.中醫 2.養生

413.21　　105002633

商周養生館 52

人體使用手冊【實踐版】

——啟動自癒，排除垃圾，終結難纏的慢性病

作　　者／吳清忠
企劃選書／黃靖卉
責任編輯／林淑華
協力編輯／葛晶瑩

版　　權／翁靜如、林心紅、吳亭儀
行銷業務／張媖茜、黃崇華
總 編 輯／黃靖卉
總 經 理／彭之琬
發 行 人／何飛鵬
法律顧問／台英國際商務法律事務所羅明通律師
出　　版／商周出版
台北市104民生東路二段141號9樓
電話：(02) 25007008　傳真：(02)25007759
E-mail：bwp.service@cite.com.tw
發　　行／英屬蓋曼群島商家庭傳媒股份有限公司城邦分公司
台北市中山區民生東路二段141號2樓
書虫客服服務專線：02-25007718；25007719
服務時間：週一至週五上午09:30-12:00；下午13:30-17:00
24小時傳真專線：02-25001990；25001991
劃撥帳號：19863813；戶名：書虫股份有限公司
讀者服務信箱：service@readingclub.com.tw
城邦讀書花園 www.cite.com.tw
香港發行所／城邦（香港）出版集團
香港灣仔駱克道193號東超商業中心1樓_ E-mail : hkcite@biznetvigator.com
電話：(852) 25086231　傳真：(852) 25789337
馬新發行所／城邦（馬新）出版集團【Cite (M) Sdn Bhd】
41, Jalan Radin Anum, Bandar Baru Sri Petaling, 57000 Kuala Lumpur, Malaysia.
電話：(603) 90578822　傳真：(603) 90576622

封面設計／行者創意
版面設計／林曉涵
內頁排版／林曉涵
插　　畫／策略數位媒體創意有限公司
印　　刷／中原造像股份有限公司
經 銷 商／聯合發行股份有限公司
新北市231新店區寶橋路235巷6弄6號2樓
電話：(02) 2917-8022　傳真：(02)2911-0053

■2016年3月3日初版　　Printed in Taiwan
■2016年4月12日初版4.5刷
定價350元

城邦讀書花園
www.cite.com.tw ISBN 978-986-272-996-0

廣　告　回　函
北區郵政管理登記證
北臺字第000791號
郵資已付，免貼郵票

104　台北市民生東路二段141號2樓

英屬蓋曼群島商家庭傳媒股份有限公司城邦分公司　收

請沿虛線對摺，謝謝！

書號：**BUD052**　　人體使用手冊【實踐版】　　編碼：

請於此處用膠水黏貼

讀者回函卡

不定期好禮相贈！
立即加入：商周出版
Facebook 粉絲團

感謝您購買我們出版的書籍！請費心填寫此回函卡，我們將不定期寄上城邦集團最新的出版訊息。

姓名：________________________ 性別：□男　□女

生日：西元__________年__________月__________日

地址：____

聯絡電話：____________________ 傳真：____________________

E-mail ：

學歷：□ 1. 小學 □ 2. 國中 □ 3. 高中 □ 4. 大學 □ 5. 研究所以上

職業：□ 1. 學生 □ 2. 軍公教 □ 3. 服務 □ 4. 金融 □ 5. 製造 □ 6. 資訊

□ 7. 傳播 □ 8. 自由業 □ 9. 農漁牧 □ 10. 家管 □ 11. 退休

□ 12. 其他________________________________

您從何種方式得知本書消息？

□ 1. 書店 □ 2. 網路 □ 3. 報紙 □ 4. 雜誌 □ 5. 廣播 □ 6. 電視

□ 7. 親友推薦 □ 8. 其他________________________

您通常以何種方式購書？

□ 1. 書店 □ 2. 網路 □ 3. 傳真訂購 □ 4. 郵局劃撥 □ 5. 其他______

您喜歡閱讀那些類別的書籍？

□ 1. 財經商業 □ 2. 自然科學 □ 3. 歷史 □ 4. 法律 □ 5. 文學

□ 6. 休閒旅遊 □ 7. 小說 □ 8. 人物傳記 □ 9. 生活、勵志 □ 10. 其他

對我們的建議：____

____

____

【為提供訂購、行銷、客戶管理或其他合於營業登記項目或章程所定業務之目的，城邦出版人集團（即英屬蓋曼群島商家庭傳媒（股）公司城邦分公司、城邦文化事業（股）公司），於本集團之營運期間及地區內，將以電郵、傳真、電話、簡訊、郵寄或其他公告方式利用您提供之資料（資料類別：C001、C002、C003、C011 等）。利用對象除本集團外，亦可能包括相關服務的協力機構。如您有依個資法第三條或其他需服務之處，得致電本公司客服中心電話 02-25007718 請求協助。相關資料如為非必要項目，不提供亦不影響您的權益。】

1.C001 辨識個人者：如消費者之姓名、地址、電話、電子郵件等資訊。
2.C002 辨識財務者：如信用卡或轉帳帳戶資訊。
3.C003 政府資料中之辨識者：如身分證字號或護照號碼（外國人）。
4.C011 個人描述：如性別、國籍、出生年月日。

請於此處用膠水黏貼